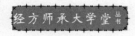

方证相对:伤寒辨证论治五步

刘观涛　著

中国中医药出版社

·北京·

图书在版编目（CIP）数据

方证相对：伤寒辨证论治五步 / 刘观涛著 . —北京：中国中医药出版社，2009.2（2022.6 重印）

ISBN 978-7-80231-550-1

Ⅰ . 方… Ⅱ . 刘… Ⅲ . 伤寒（中医）—辨证论治 Ⅳ . R254.1

中国版本图书馆 CIP 数据核字（2008）第 200545 号

中国中医药出版社出版

北京经济技术开发区科创十三街 31 号院二区 8 号楼

邮政编码　100176

传真　010-64405721

廊坊市祥丰印刷有限公司印刷

各地新华书店经销

开本 710×1000　1/16　印张 12.75　字数 182 千字

2009 年 2 月第 1 版　2022 年 6 月第 5 次印刷

书号　ISBN 978-7-80231-550-1

定价　39.00 元

网址　www.cptcm.com

服 务 热 线　010-64405510

购 书 热 线　010-89535836

维 权 打 假　010-64405753

微信服务号　zgzyycbs

微商城网址　https://kdt.im/LIdUGr

官 方 微 博　http://e.weibo.com/cptcm

天猫旗舰店网址　https://zgzyycbs.tmall.com

如有印装质量问题请与本社出版部联系（010-64405510）

前 言

　　学中医难,学伤寒尤难!

　　能够在临床中"效如桴鼓"地运用经方,可谓难之又难!

　　"四大名医"孔伯华先生在北平国医学院传道授徒时,即提出"纲举目张,一目了然"的中医教育思想。笔者学医之初,有幸拜入孔伯华先生之子、京城名医孔少华先生门下。在孔少华先生仙逝之后,笔者一直在寻找"执简驭繁,唯求疗效,一通百通用伤寒"的现代经方临床家。

　　当代伤寒学界最负盛名的刘渡舟先生,生平很少对哪位医家推崇有加,然而,他却对"经方派"的胡希恕先生推崇备至:"每当在病房会诊,群贤齐集,高手如云,唯先生能独排众议,不但辨证准确无误,而且立方遣药,虽寥寥几味,看之无奇,但效果非凡,常出人意料,此得力于仲景之学也。"

　　作为胡希恕先生亲传弟子的冯世纶、段治钧,以及学用胡希恕先生经方运用的中医工作者,发出共同的感慨:

　　"伤寒之书繁多,反滋困惑而茫然不解。后得胡希恕'六经八纲(多纲)、方证相对'伤寒临床法则,豁然开悟，一通百通，临床疗效从此大为提高！"

基于此，笔者后来拜胡希恕先生弟子、中日友好医院冯世纶教授为师。经过对胡希恕、冯世纶两代经方临床家学术体系的学习，试图独立对《伤寒论》(亦可认为是"张仲景医案")，按照辨证论治的步骤解析，进行"一目了然"式编排，并请师叔段治钧先生进行逐条主审、校订。

那么，这种皆在还原医圣张仲景临床现场之辨证论治步骤的本书"一目了然读伤寒"，有哪些突出的特色呢？

一、由"理论讲述版"变为张仲景医案之"辨证论治版"。

比如：伤寒论原文"太阳病，发热，汗出，恶风，脉缓者，名为中风。"

在临床上，实际只能看到"发热，汗出，恶风，脉缓"等这些临床症状，而没有老师告诉你上述症状还有个"太阳病"的先决条件。

所以，我们将《伤寒论》的理论讲述，变为辨证论治：

发热，汗出，恶风，脉缓者，

名为太阳病，中风(桂枝汤主之)。

第一行字，为临床症状，读者可以根据这些症状进行独立推导，"观其脉症，随证治之"；第二行字则根据上述症状，判断此病的六经归属(如太阳病)、具体方证(如桂枝汤)。按胡希恕先生的话来说，就是"先辨六经，后辨方证"。

这样，每个伤寒论的条文，几乎都是一则真实生动的"张仲景医案"之辨证论治，岂不美哉！

二、由"知(原)犯何逆"变为"知(现)犯何逆，随(现)证治之"。

在"观其脉症"之后，"知犯何逆，随证治之"成为伤寒论应用的不二法门。

然而，很多伤寒学习者常有这样的困惑：

比如：伤寒论原文"太阳病，若吐、若下、若发汗后，微烦、小便数、大便因硬者，与小承气汤和之愈。"

这个条文有时会给初学者留下错觉："小承气汤"脉症属于"太阳病"

这个范畴。

但实际上,大家都知道:"小承气汤"脉症属于"阳明病"。——但是,在伤寒论上述条文中,却没有出现"阳明病"字样。

张仲景的这条伤寒论原文,告诉我们本条"小承气汤"脉症的起源,知"原"犯何逆:来源于"太阳病,若吐、若下、若发汗后"。

在实际临床中,"小承气汤"脉症既可以来源于上述太阳病的变证,也可以来源于其他六经的变证;同样也可以不经由其他六经的变证,而直接呈现这些症状,即直接发为"微烦、小便数、大便因硬"这个阳明病的脉症。

所以,我们按这样的编排方式进行重新编辑:

(太阳病,若吐、若下、若发汗后)

微烦、小便数、大便因硬者,

阳明病,与小承气汤和之愈。

在实际临床中,医生如果忽视了对发病过程的仔细问诊,就难以晓知:现在的疾病,"原"犯何逆。但仍可以根据现在的脉症,随"现"证治之。此时的辨证,主要在求其为证的原因:主症大便不硬或大便难是小便频数、津液受损造成的;又因大便难而微烦。如此理解"知犯何逆,随证治之",也是可以的,但究非经文原意,应知。

比如本条,不管是否知道此病是由"太阳病,若吐、若下、若发汗后"所致,都可以根据"微烦、小便数、大便因硬者"的现在脉症,推断出这是"阳明病,小承气汤证"。

所以,在临床上,医生一定要根据现在的脉症,推断出现在的"六经归属和具体方证"。而把"原犯何逆"变成临床上可供参考的信息(在编排上采用小号字体放在括号里)。

简言之,

观其脉症,不一定"知(原)犯何逆",但必须"随(现)证治之";仍需辨证求因,"知(现)犯何逆"。

　　根据上述两大原则，我在冯世纶先生、段治钧先生的具体指导下，以胡希恕先生开创的"六经八纲、方证对应"伤寒临床理论为准则，对每个伤寒条文，力求根据"现在脉症"，标注现在所属"六经、方证"。

　　当然，在实际工作中，我根据临床实况，还对原文作了适当编辑，比如，"微烦、小便数、大便因硬"，我重编为"微烦、小便数、大便硬"，为什么去掉"因"字呢？因为在临床中，你最初见到的只是一堆脉症，通过分析，才能知道"大便硬"是因"小便数"。所以，在伤寒论原文中的逻辑关系词（如"因"），已经代表了一种经过思考后的"诊断结果"，又是一种"老师预告"。再比如，太阳病中风的脉症"发热，汗出，恶风，脉缓"，我重编为"脉缓，发热，恶风汗出"的顺序，是为了照顾到临床四诊的常见顺序，先摸脉，后问诊，"一问寒热（恶风属于寒热的范畴）二问汗……"诸如此类的编辑方式，在本书中还有很多，这里就不一一赘述了。

　　其实，这种学习体例，无数的伤寒大家，都曾经自觉或不自觉地运用过，只不过没有刻意撰成书籍传世而已。本次笔者在恩师冯世纶先生、段治均先生的指导下，撰成此文，不敢自秘，只是为了给更多伤寒研习者一个仅供参考的"方便法门"而已！

　　需要特别说明的是：为了更接近《伤寒论》原文，本文主要着眼于补齐"现在脉症所属六经方证"。在今后，笔者将开始补齐全部"有症无方"、"有方无症"、"有症无脉"等更加缜密、完整的工作。而且，本次所做的工作，仅仅是我们的一家之言，主要是为了给中医同仁提供一个新的视角，绝无作为定论的奢想。事实上，即便是经方大师胡希恕先生本人，也都在不断否定自己，反复修改自己的结论。所以，我们希望这次所编的一个试验版本，成为一个永远的起点，不断加入我们新的思考、否定和创新成果。

　　最后，感谢冯世纶教授对本书第一部分中的"伤寒论方证相对表解"的主审，感谢段治钧先生对本书第二部分"张仲景医案辨证论治解析"的审定。读者应该注意到，段治钧先生与冯世纶先生作为原原本本继承胡希恕先生学术的弟子，其学术观点也有一些差异，事实上，他们和胡希恕先生一样,在不同的阶段都在不断地否定自己,超越自己,不停地思考、修正、前进,而从差异中恰好可以给读者以动态的启发和灵活的思考,故笔者在本书中并不强求完全的统一。我在编著本书期间,恩师冯世纶教授正在北京中医药大学主持每周一次的"伤寒论师承带教"系列讲座。倘有仲景而在,其必曰:吾道传矣。

刘观涛

目 录

第一部分 方证相对：执简驭繁，以应无穷之变

第二部分 "张仲景医案"辨证论治解析

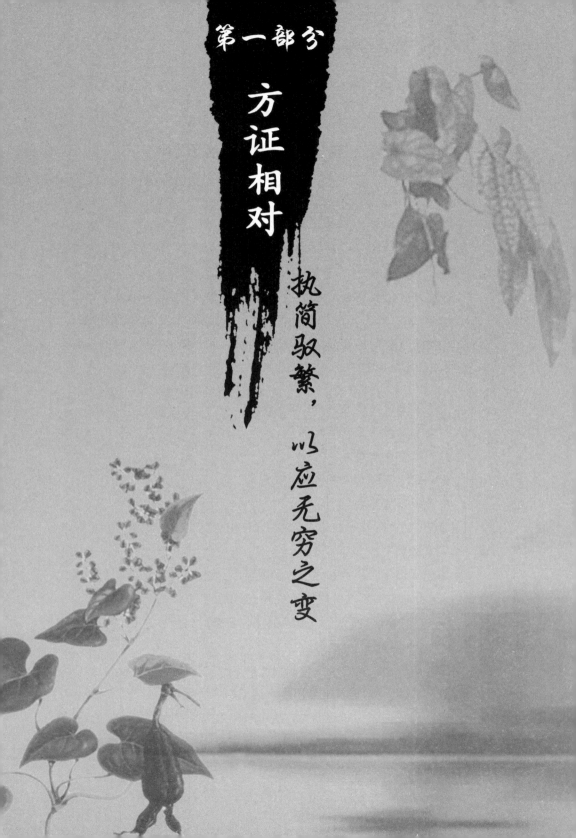

第一部分

方证相对

执简驭繁，以应无穷之变

第一节 伤寒辨证论治五步

无数中医学习者、临床者都会发出这样的感慨：

对于《伤寒论》，所阅之书既多，则反滋困惑而茫然不解，乃至临床水平难以提高，"效如桴鼓"的境界堪称"遥不可及"！

对于这样的困惑，很多当代经方临床家也曾有过，但是通过反复研读《伤寒杂病论》，并向历代经方大师诸如徐大椿、曹颖甫、恽铁樵、胡希恕、刘渡舟、范中林等潜心学习，他们终于走出像大家一样的迷茫、彷徨甚至失望，最终临证思路清晰明了，亲身验证经方效如桴鼓之妙！

> 世界上最美好的事儿已经完成了，
>
> 她已经变成了薄薄的几页，
>
> 就放在我的面前。
>
> 你们一定会长时间地伸出舌头来，
>
> 为她啧啧称奇！

这是阿尔伯特·爱因斯坦在完成了他"相对论"之后，把激动的心情变成写给朋友的句子。

作为世界最著名科学家之一的爱因斯坦，无论在自己的物理数学研究工作中，还是在审阅别人的学术论文时，每当看到复杂的、多条件的公式、定律，总会习惯性地皱起眉头，说出他那句著名的口头禅："啊，真丑，太复杂了，这肯定不是真理！"

爱因斯坦毕生都在追求一种如同数学公理那样的简洁之美：

由最简洁的元素，能够推导出整个浩瀚的数学世界。

而对于现代伤寒临床家而言，胡希恕先生等经方大家的辨证论治，给我们的就是这种魅力！

且看胡希恕先生的一则伤寒医案：

【伤寒家胡希恕医案】

唐某，女性，40 岁，1980 年 1 月 19 日初诊。

第一步：中医诊断

1979 年 3 月出现哮喘，经中西药治疗不缓解。

前医以三阳合病用大柴胡汤加生石膏加减，服 38 剂不效。西医诊断为支气管哮喘。

近症：白天无咳喘，但有鼻塞流涕、头痛、背恶寒、但欲寐，晚上胸闷喘息，喉中痰鸣，吐少量白痰，口干不思饮，大便干，脉沉弦细，苔白根腻。

第二步：病机列举

背恶寒，头痛、鼻塞流涕，表证。

脉弦细，但欲寐，表阴证（即少阴病）。

脉沉、苔白根腻，晚上胸闷、喘息、喉中痰鸣、吐少量白痰，里有痰饮证。

口干不思饮、大便干，津虚饮停。

第三步：综合分析

少阴表证夹饮。

第四步：方证相对

治以温阳解表、祛寒化饮。

第五步：药证相对

与麻黄附子细辛汤：

麻黄 6 克，细辛 6 克，炮附子 6 克。

结果：上药服 3 剂，鼻塞明显好转，头痛减，

增加附子用量，经服 2 个多月，喘平。经追访 3 年未见复发。

[作者注：胡希恕先生运用经方大多采用原方原量，故很多临床上时常将"方证相对"和"药证相对"合二为一。]

再来对比被誉为"中医火神派"代表人物之一范中林六经辨证医案：

【中医火神派范中林医案】

冉某，女，72岁，成都市居民。

第一步：中医诊断

1975年4月，感冒后鼻内出血。就近至某医院请中医治疗，诊为肺热。连服清热解表剂，病势不减。家人急用云南白药塞鼻内，用三四瓶后，血仍渗出不止。延至第6日，到某医院五官科诊治，无效，遂来就诊。

鼻衄已10日，鼻腔出血仍阵阵外渗，血色暗红，面色苍白。饮食难下，四肢逆冷，恶寒身痛，微咳。舌质暗淡，苔白滑，根部微黄腻。

第二步：病机列举

恶寒，身痛，表证。

舌质暗淡，面色苍白，四肢逆冷，血色暗红，阴证。

苔白滑，根部微黄腻，微咳，水饮。

第三步：综合分析

证属寒中少阴，外连太阳。属太阳少阴证。

阳虚之人，外感寒邪，正气虚弱，失血统摄，阳气被遏，脉络瘀滞，血不循常道而外溢，发为鼻衄。

第四步：方证相对

治以表里双解，佐以温经摄血。

第五步：药证相对

以麻黄附子细辛汤加味主之。

方中重用附子，温少阴之经，解表而不伤阳气。

麻黄不配桂枝，并重用炙甘草以制之，则不发汗而祛邪。

处方：

麻黄 10 克，制附片 60 克（久煎），辽细辛 3 克，炮姜 30 克，荷叶 10 克（醋炒），炙甘草 20 克，2 剂。

上方服 1 剂，出血减；2 剂后，血全止。

伤寒名家刘渡舟高度赞赏胡希恕先生的伤寒临床水平："群贤会诊，高手如云，唯先生能独排众议，立方遣药，效果非凡！"中医大家任应秋教授则评价胡希恕先生"临床善用经方，出神入化"。当代名医任继学教授也曾在与谢海洲教授谈话中，追忆胡希恕先生的经方疗效，称赞不已。而身为伤寒大家的陈慎吾先生，在其母亲高龄患病之时，数次邀请好友胡希恕先生诊治，胡老运用经方，药到病除，传为美谈。

那么，让诸多中医名家对其临床疗效称赞不已的胡希恕先生，其"经方理论与临床"有哪些突出特点呢？

和很多常见的经方应用体系不同的是：胡希恕先生在经方应用时，舍弃了"脏腑经络辨证"，走出了一条和以刘渡舟先生为代表的"学院伤寒派"不同的经方之路：

胡希恕先生认为：经方临床的核心，是"八纲六经"以及由此细化的"方证相对"（亦可称为"方证对应"、"方证相应"等）。

具体来说：

"八纲"是指表、里、寒、热、虚、实、阴、阳。

其中，病位主要在于八纲中的表里。胡希恕先生提出：其实表、里的中间还应有个"半表半里"（本书有时亦简称"半"）。

病情主要在于八纲中的阴、阳（具体包括寒、热、虚、实）。

那么，胡希恕先生认为：上述病位（表、里、半表半里）和病情（阴阳）的结合,则构成了"万病的总纲"——六经。

表1 六经组成表

病位/病情	表	里	半表半里
阳	表阳/太阳	里阳/阳明	半阳/少阳
阴	表阴/少阴	里阴/太阴	半阴/厥阴

胡希恕先生认为:"其实六经即来自于八纲,乃万病的提纲"。所以,胡老不赞同"六经源自经络"的观点,认为六经与经络、脏腑、气化无对应关系,只与八纲密切相连。从更深的理论层面来看,胡老提出振聋发聩的观点:《伤寒论》六经并非《内经》经络概念,《伤寒杂病论》并非依据《黄帝内经》撰著,而是张仲景主要依据《汤液经法》、《神农本草经》撰成。有些人临床上运用经方不能得心应手,可能与其把《伤寒》、《内经》硬要"结合"的缘故。因为《伤寒》、《内经》作为最为优秀的中医经典之一,分属于两个不同的体系而各有所长,犹如火车和飞机各司其职,很难于"有机结合"。除非是博学卓见的临床大家,能够"兼收并蓄、触类旁通",融众家所长于一炉。而普通的中医学习者往往会因为"有机结合"而降低临床的疗效。

那么,胡希恕先生取得众口皆碑的临床卓效,有没有什么独家特色呢?

胡希恕先生这样告诉我们:六经八纲虽然是辨证的基础,但在实际应用中远远不够。例如表阳证/太阳病,依法当发汗,但发汗的方剂为数很多,是否任取一种发汗药即可用之有效呢?我们的答复是不行,绝对不行。

必须具体落实到某方,如桂枝汤或麻黄汤或桂枝加桂汤等才可以。而这就要从"六经八纲"继续辨证,直到辨到具体方药,即"方证相对"。冯世纶教授最初跟随胡老抄方时,常听胡老说:"这个哮喘患者是大柴胡汤合桂枝茯苓丸证,这个肝炎患者是柴胡桂枝干姜汤合当归芍药散证",并见其方总是《伤寒论》上原方、原剂量,很少加减,疗效却很好。感到很奇怪,于是请教胡老,胡老笑曰:"辨方证是辨证的尖端。"并继续解释:"方证是六经八纲辨证的继续,亦即辨证的尖端。中医治病有无疗效,其主要关键就是在于方证是否辨得正确。"

对于如何进一步辨方证,我们试图用下表进行阐释:

表 2　　　　　　　　　　六经多纲——方证(症)相对

六经						邪实	正虚	主症
表阳 太阳	表阴 少阴	里阳 阳明	里阴 太阴	半表半里阳 少阳	半表半里阴 厥阴	气滞 血瘀 水邪 湿 水 饮 痰 燥邪 风邪 食积	气虚 血虚 津液虚 … 胃气虚	气上冲 项背强 几几 咳喘 ……
表　里　半			阳 上　下 热实 热虚(阴虚) 寒　热		阴 寒实 寒虚(阳虚) 虚　实			
病位			病情					
多纲								

方证相对:执简驭繁,以应无穷之变

请读者特别注意的是:胡希恕先生为了临床应用的方便,把"八纲"进行扩展,增加了"半表半里"、"水证"、"血证"等临床常用的重要纲目,八纲扩展成"多纲"。如此一来,才取得了"豁然开悟,而临床疗效从此则大有提高"的佳效。

那么,临床上是如何运用"六经多纲、方证相对"的呢?

为了方便读者理解,举个最简单的实例:

临床上见到患者:脉浮,恶风,汗出,项背强几几。

那么,可以按照"辨六经、辨多纲、辨方证"的经方运用法则,进行诊治:

1. 辨六经

由"脉浮、恶寒（恶风）"为太阳病的提纲，可以辨别：该患者患有"表阳证／太阳病"。

2. 辨多纲

由"汗出"的症状，可以辨别：该患者的"表阳证"为虚证；还可以辨别：该患者还有"项背强几几"的主症。

3. 辨方证（药证）

由上述"表阳虚证＋项背强几几"，可以辨别：该患者的方证为"桂枝汤（治疗表阳虚证）＋葛根（治疗项背强几几）"，即"桂枝加葛根汤"方证。

【作者按】

中医辨证论治，通常都会以"八纲（表里、寒热、虚实；阴阳）"及其细化的"寒、热、湿、燥、风；阴、阳、气、血、津"为基础。在这个基础上，再运用或脏腑经络，或六经，或其他辨证方法。比如，通过前面例子可以看出：胡希恕先生的伤寒辨证体系即为：多纲＋六经。

由于历次版本的大学教科书对于基础辨证命名并不统一，比如，邓铁涛教授主编的大学教科书《中医诊断学》将通用的基础辨证命名为"八纲辨证、病因辨证（风寒暑湿燥火六淫等）、气血津液辨证"三大类辨证方法；朱文锋教授主编的新版大学教科书《中医诊断学》，则将通用的基础辨证命名为"八纲辨证、病性辨证（风寒暑湿燥火六淫；阴阳虚损、气血、津液）"两大类辨证方法。

既然这几种基础辨证方法在临床上广泛使用，笔者受胡希恕先生的理论与实践启发，使用"多纲"这个概念进行统一："多纲"就是"八纲"及其细化的"寒热湿燥风，阴阳气血津"。这是几乎所有中医流派都要使用的基础辨证体系。当然，不同的中医流派,还会在"多纲"这个通用辨证体系基础上,再增加自己独特的辨证体系。

时方派:在"多纲"辨证基础上,增用"脏腑辨证"或"经络辨证";

伤寒派:在"多纲"辨证基础上,增用"六经辨证";

温病派:在"多纲"辨证基础上,增用"卫气营血辨证"和"三焦辨证"

无论中医哪个流派,也无论采用哪种辨证体系,都曾经诞生过影响医学界的一代临床名医。比如,采用"六经辨证"的张仲景;采用"卫气营血辨证"的叶天士、"三焦辨证"的吴鞠通;采用"脏腑辨证"、"经络辨证"的张锡纯。

当然,也有伤寒临床家博采众家所长,同时运用多种辨证体系,比如,刘渡舟先生、范中林先生临床会采取"多纲辨证+六经辨证+脏腑辨证+经络辨证"的多种体系(而胡希恕先生在临床中纯粹采取"多纲辨证+六经辨证")。

"诸法平等,无有高下"——关键是看这种辨证方法,是否更加适合你在临床应用,是否更加适合临床上的这个病症。

【作者按】

笔者把伤寒辨证论治的方法和过程,归结为"五步",绝非标新立异之举,只不过是痛恨多数医习惯于"列举完脉症之后,就立刻辨证为某证",唯独将最为关键的"辨证论治过程和细节"语焉不详。中国中医科学院方药中先生曾经针对此弊端,提出针对"时方派"的"辨证论治七步",得到了很好的反响。笔者不过是希望"经方派"的医案写作,能够按照实际临床的推导辨证过程来进行撰写,杜绝"先辨证为某某,用何药物,最后,用按语的方式进行解释"(比如:"恶寒,身痛,舌质暗淡,苔白滑,根部微黄腻,面色苍白,四肢逆冷,血色暗红,微咳,证属寒中少阴,外连太阳。法宜助阳解表，温经摄血，以麻黄附子细辛汤加味主之），而是一开始就按照临床思路来写。更重要的是：由"脉症"推导"辨证"的过程，要清晰、详尽而具体，比如：①恶寒，身痛，表证；②舌质暗淡，面色苍白，四肢逆冷，血色暗红，阴证；③苔白滑，根部微黄腻，微咳，水饮。对每个病机都要逐项列举，逐一进行辨证。

伤寒辨证论治五步

第一步：中医诊断（A 现症；B 由来；C 体质）

第二步：病机列举（A 辨六经；B 辨多纲；C 辨其他，如脏腑、经络……）

第三步：综合分析（A 叠加；B 主次；C 过程）

第四步：方证相对

第五步：药证相对

其实，对于伤寒辨证论治的步骤到底分几步，怎么分？没有必要作出规定，我提出的"伤寒辨证论治五步"，只不过是抛砖引玉，希望中医学界注重"辨证论治过程和细节"的表达，如此而已。"知我说法，如筏喻者，法尚应舍，何况非法。"

链　接

刘渡舟谈"方证相对论"

凡是学习《伤寒论》需要讲求方法，然后得其门而入，才能做到登堂入室，事半而功倍。因此，对学习来讲，就有远近之分，难易之别了。

《伤寒论》这堵墙很厚，怎样才能穿入？这是一个至关重要的问题。

我不遗余力地为之上下求索。有一次看到晋·皇甫谧的《甲乙经·序》，才得到了答案。

序文说："伊尹以元圣之才，撰用《神农本草》以为《汤液》。近世太医令王叔和撰次仲景遗论甚精，皆可施用，是仲景本伊尹之法，伊尹本神农之经，得不谓祖述大圣人之意乎？"

我从"仲景本伊尹之法"、"伊尹本神农之经"两个"本"字中悟出了中医是有学派之分的，张仲景乃是神农学派的传人，所以，要想穿入《伤寒论》这堵墙，必须从方证的大门而入。

《伤寒论》的方，叫做"经方"，《伤寒论》的证，又叫"证候"。认识疾病在于证，治疗疾病则在于方。方与证乃是伤寒学的关键，而为历代医家所重视，所以"方证相对论"的提出，起到了非凡的积极作用。

然而最早提出"方证相对论"的，既不是明清的"错简派"医家，也不是日本江户时代的"古方派"医家，乃是公元 682 年唐朝的伟大医学家孙思邈提出来的。孙思邈在他著的《千金翼方》一篇序文中说："今以方证同条，比类相附，需有检讨，仓卒易知。"日本江户时期的古方派医家吉益东洞所著的《类聚方》是在孙思邈的"方证相对论"启发之下而形成的。这本书的质量较高，尤以临床价值不容忽视。国内医家多以为"方证相对论"始于东洞之手，乃有"吾道东矣"的说法，在此为之更正，以免讹误。

黄煌论"方证相应说"

"方证相应说"首见于《伤寒论》第 317 条："病皆与方相应者，乃服之。"《伤寒论》并有"桂枝证"、"柴胡证"等提法，隋唐孙思邈遵循仲景这一原则，在《千金翼方》中对《伤寒论》的整理采取了"方证同条，比类相附"的方法。

宋代伤寒家朱肱对"方证相应说"作了更明确的阐述，他将方证简称为"药证"，他说："所谓药证者，药方前有证也，如某方治某病是也。"

　　明末喻嘉言将"方证相应说"通俗地解释为"有是病即有是药，病千变药亦千变"。清代名医徐灵胎提出"方之治病有定，而病之变迁无定"，其著作《伤寒论类方》重点论述各方证的病机治法。

　　与徐灵胎同时代的日本古方派代表吉益东洞，认为："《伤寒论》唯方与证耳"；"医之方也，随证而变，其于证同也，万病一方，其于证变也，一病万方"。其著作《类聚方》只述方证，不及方意药理，识证更重视实证，强调方证相应近乎过激。

　　近现代，方证相应说仍成为许多医家的临床指导思想。曹颖甫、陆渊雷、祝味菊、恽铁樵、包识生、范文甫等医家，在中医处在危急存亡之际，开展方证研究，为保存中医学术作出了贡献。现代名医岳美中、吴佩衡、范中林、胡希恕等，临床擅用经方，在方证识别和古方今用方面创造了许多新的经验。

　　无论是八纲辨证、脏腑辨证、气血津液辨证、卫气营血辨证、三焦辨证、六经辨证，其最后都要落实到方药上去。对经方派中医来说，方证相应永远是临证始终追求的最高境界。

（黄煌：南京中医药大学教授、博士生导师）

第二节 六经多纲：如何抓准、抓全基础"病机"

经方大家刘渡舟先生这样讲述《伤寒论》的方证大义：

《伤寒论》的方，叫做"经方"，来源于伊尹的《汤液经》，而被西汉的太仓公淳于意和东汉的长沙太守张仲景继承而流传至今。

"经方"的特点，药少而精，出神入化，起死回生，效如桴鼓，而为方书之祖。

《伤寒论》的证，又叫"证候"，乃是用以反映疾病痛痒的一个客观验证，证有客观的规律性，又有自己的特殊性，它可供人分析研究，综合归纳等诸多妙用。

"证"不是捏造出来的，它是生理病理客观的产物，它同病可以分开，而又不能绝对地分开。所以证之于病，如影随形，从"取证"的意义来讲，它优于近代医学之上。

由于病不能离开证而孑然独存，所以我不承认辨证与辨病的距离有天渊之别。

"证"的精微之处，古人则称之为"机"，凡事物初露的苗头都带有机义。

昔日张仲景见侍中王仲宣，时年二十余，谓曰：君有病，四十当眉落，眉落半年而死，令服五石汤可免。仲宣嫌其言忤，又"贵且长也"，受汤勿服。居三日，见仲宣，谓曰：服汤否？曰：已服。仲景曰：色候固非服汤之诊，君何轻命也？仲宣犹不信。后二十年，果眉落，后一百八十七日而死，终如其言。

以上的记载，反映了张仲景预知生死可谓神乎其神，但是他说出了"色候固非服汤之诊"，还是通过色脉之诊而知其必然的。

古人说的"月晕而风，础润而雨"等见微知著的本领，似乎发在机先，令人难于揣摩，如果以中医的理论衡量，实不能离开"证"的存在与反映，而机之发也不能无证。

古之医家，能通天地，决死生而百发百中，而皆善于识证知机，辨证之学岂可轻视之哉！

中医学以辨证为先，唯《伤寒论》一书，祖述岐黄之学，发明汤液之旨，对于辨证论治，独领风骚，高出人表，而为中医之魂。

既然胡希恕先生提出"方证是六经八纲辨证的继续，亦即辨证的尖端"，那么，怎样才能成为"辨方证"的临床高手呢？

其实，"方证"是由"六经多纲"这些基础病机组合而成，只要能够把"六经、多纲"的每一项清晰准确地辨别，那么，辨方证也就很容易了。所以，最关键的就是要对"辨六经"、"辨多纲"有着深刻地把握。

一、辨六经

辨太阳病（表阳证）

"太阳之为病，脉浮，头项强痛而恶寒"。

"病有发热恶寒者，发于（太）阳也；无热恶寒者，发于（少）阴也。"

也就是说，凡是见到"脉浮，恶寒（发热或将发热），头项强痛"脉症，即可明确判辨为太阳病（表阳证）。

1. 太阳虚证
脉浮缓，恶风、发热、汗出，或见鼻鸣，干呕，桂枝汤方证。

2. 太阳实证
脉浮紧，恶寒、发热、无汗、头身疼痛（头项强痛，身体疼痛），或见气喘，麻黄汤方证。

根据太阳病的脉症,胡希恕先生分析说:"以上的证候分析,正足以说明机体已把大量体液和邪热,驱集于上半身广大的体表面,欲汗出而不得汗的一种情况。"具体来说:

脉浮:这是由于浅在动脉的血液充盈所致。

恶寒:体表的温度升高,加大了与外界气温的差距,故觉风寒来袭的可憎。

头项强痛:因为上体部血液充盈的程度为更甚,故在上的头项体部,更感有充胀和凝滞性的疼痛。

胡希恕先生感慨道:"太阳病的治则是发汗,这不正是适应机体欲汗出的机制,而使达到汗出的原因疗法吗?""中医的辨证施治,恰为适应机体抗病机制的一种原因疗法,其所以有验自非偶然。"

胡希恕先生更加细致地阐释:"众所周知,冬时天寒则多尿,夏时天热则多汗,假如反其道而行之,人于夏时当不胜其热,而于冬时当不胜其寒,此皆机体抗御外来刺激的妙机,为吾人日常生活所能体验者。若疾病的侵害,则远非天时寒热的刺激所能比,则机体自有抗拒之,又何待言?中医谓为正邪交争者,意即指此。屡有未治即愈的病,都不外是机体抗病斗争胜利的结果,不过往往由于自然良能的有限,机体虽不断斗争而疾病竟不得解,于是则机体与疾病交争的形式亦随时地反映出来:

> 中医所谓为表证者,即机体欲借发汗的机转,自体表以解除疾病而未得解除的形象;
> 中医所谓为里证者,即机体欲借排便或涌吐的机转,自消化管道以解除疾病而当未得解除的形象;
> 中医所谓半表半里证者,即机体欲借诸脏器的协力作用,自呼吸、大小便、出汗等方面以解除疾病而尚未得解除的形象;

此为限于机体的自然结构,而势所必然地对病斗争的固定方式,以是则表、里、半表半里便规定了凡病不逾的病位反应,若机体的功能亢进,则就有阳性的一类证候反映于病位;若机体的功能衰弱,则就有阴性的一类证候反映于病位,一句话,疾病刺激于机体,机体即应之以斗争,疾病不解,斗争不已。疾病的种类虽殊,而机体斗争的形式无异,此所以有六经八纲的一般的规律反应。"

辨少阴病(表阴证)

"少阴之为病,脉微细,但欲寐也"。

"病有发热恶寒者,发于(太)阳也;无热恶寒者,发于(少)阴也。"

也就是说,凡是见到"脉(浮)微细,恶寒,无热,(头项强痛),但欲寐"脉症,即可明确判辨为少阴病(表阴证)。

辨阳明病(里阳证)

1. 阳明实证

"阳明之为病,胃家(胃肠)实是也。"

"脉沉实或滑数,舌苔黄厚干燥,或起芒刺,甚至苔焦黑燥裂,日晡潮热,汗出(手足濈然汗出)、谵语,狂躁不得眠,甚则神昏腹满痛(脐腹胀满疼痛),拒按、便秘、燥屎内结",阳明病(里阳)实证,大承气汤方证。

2. 阳明虚证

"阳明外证云何？答曰:身热汗自出,不恶寒,反恶热也"。

"脉洪大、大热、大汗、大渴"或者更具体说"脉洪大,苔黄燥,高热、身大热,不恶寒,反恶热,汗大出、大渴引饮,面赤,气粗,心烦躁扰,肠中尚无燥屎内结",阳明病(里阳)虚证,白虎汤方证。阳明热证,也有时被称为"阳明虚证",乃至栀子豉汤在《伤寒论》中被称为"虚烦"。其实,白虎汤、栀子豉汤等此类"虚",乃和"阳明实结"相对比而言,其辨证意义为"实证"。

辨太阴病（里阴证）

"太阴之为病，腹满而吐，食不下，自利益甚，时腹自痛，若下之，必胸下结不硬"。

脉沉缓或弱。四肢欠温，口不渴，腹满而吐，食不下/不欲食。时腹自痛，腹泻/大便泻泄，太阴病，理中汤、四逆汤方证。

辨少阳病（半阳证）

"少阳之为病，口苦，咽干，目眩也"。

脉弦，寒热往来，口苦，咽干，目眩，胸胁苦满，心烦欲呕，默默不欲饮食，少阳病，小柴胡汤方证。

辨厥阴病（半阴证）

"厥阴之为病，消渴，气上撞心，心中痛热，饥而不欲食，食则吐蛔，下之利不止"。

厥阴病为下寒上热，柴胡桂枝干姜汤、乌梅丸方证。

消渴，气上撞心，心中疼热，饥而不欲食，食则吐蛔。

上热，热灼津伤，故消渴饮水。

下寒上热，故见气上撞心，心中疼热。

下寒，故不能进食，饥而不欲食，强食则吐（内有蛔虫者，常可吐出蛔虫）。

胡希恕先生指出：

"表"指体表，即由皮肤、肌肉、筋骨等所组成的机体外在躯壳。

"里"指人体的极里，即由食道、小肠、大肠等所组成的消化管道。

"半表半里"指表之内、里之外，即胸腹两大腔间，为诸脏器所在之地。

半表半里为诸脏器所在之地，病邪充斥于此体部，往往诱使某一脏器或某些脏器发病，以是则证情复杂多变，不如表、里为证单纯，容易提出概括的特征。

即如少阳病的口苦、咽干、目眩，虽可说明半表半里的阳热证，但阳证不热或少热，即不定有此特征。

至于厥阴病所述，亦只是对照少阳病一些证候说的，尤其不够概括。

以是则少阳、厥阴之辨，便不可专凭上述的特征为依据，而不得不另想辨证之道了，其法亦很简易，因为表、里易知，阴、阳易辨，若病既不属表又不属里，当然即属半表半里；其为阳证则属少阳，其为阴证则属厥阴。

二、辨多纲

对于"辨多纲"的具体方法，以下主要参考中国中医药出版社出版的大学教科书《中医诊断学》(朱文锋主编)中的要点内容，在具体运用中，读者尚需根据不同经方派别的独特体系，进行适度调整，以便更加适用于经方临床。

辨表证、半表半里证、里证

(1) 表证多见浮脉；里证多见沉脉或其他多种脉象；半表半里证多见弦脉。

(2) 表证及半表半里证舌苔变化不明显；里证舌苔多有变化。

(3) 表证同时并见发热恶寒；半表半里证为寒热往来；里证为但热不寒或但寒不热。

(4) 表证以头身疼痛，鼻塞或喷嚏等为常见症状，内脏证候不明显；半表半里证则有胸胁苦满等特有表现；里证以内脏证候，如咳喘、心悸、腹痛、呕泻之类表现为主症，鼻塞、头身疼痛等非其常见症状。

其中，表证的脉症分析：

正邪相争于表，脉气鼓动于外，故脉浮。

病邪在表,尚未入里,没有影响胃气的功能,舌象没有明显变化,故舌淡红、苔薄。

外邪袭表,正邪相争,阻遏卫气的正常宣发、温煦功能,故恶寒、发热。

外邪束表,经气郁滞不畅,不通则痛,故头身疼痛。

肺主皮毛,鼻为肺窍,皮毛受邪,内应于肺,鼻咽不利,故喷嚏、鼻塞、流清涕,咽喉痒痛。

肺气失宣,故微有咳嗽、气喘。

辨热证

阳热偏盛,津液被耗,或因阴液亏虚而阳气偏亢,故脉数、舌红、苔黄、发热、恶热、面赤、烦躁不宁等一派热象证候。

热伤阴津,故舌燥少津、口渴欲饮、痰涕黄稠、小便短黄、大便干结。

辨寒证

寒不消水,津液未伤,故苔白而润。口不渴,痰、涎、涕、尿等分泌物、排泄物澄澈清冷。

寒邪遏制,阳气被郁,或阳气虚弱,阴寒内盛,形体失却温煦,故恶寒、畏寒、肢凉、冷痛、喜暖、踡卧。

辨实证、虚证

一般而言,实证为"有余、亢盛、停聚";虚证为"不足、松弛、衰退"。

辨热实证

阳热之气过盛,火热燔灼急迫,气血沸涌,故见脉数有力,舌红或绛,发热恶热,颜面色赤。

邪热迫津外泄,故汗多。

阳热之邪耗伤津液,故见口渴喜饮,大便秘结,小便短黄等。

热扰心神,故见烦躁不安。

火热炽盛可致肝风内动,故见抽搐、惊厥。

火热闭扰心神,故见神昏谵语等,其中不少为危重证候。

火热迫血妄行,故见各种出血。

火热使局部气血壅聚,灼血腐肉,故形成痈肿脓疡。

辨热虚(阴虚)证

阴液亏少,则机体失却濡润滋养,同时由于阴不制阳,则阳热之气相对偏旺而生内热,故表现为一派虚热、干燥不润、虚火内扰的证候。

辨寒实证

临床上寒淫证均可见脉沉紧甚至脉伏、苔白、肢冷、患部拘急冷痛、无汗、面白或青等寒性症状。

寒邪客肺,肺失宣降,故见咳嗽、哮喘、咳稀白痰等症。

寒滞胃肠,使胃肠气机失常,运化不利,故见脘腹疼痛、肠鸣腹泻、呕吐等症。

辨寒虚(阳虚)证

由于阳气亏虚,机体失却温煦,不能抵御阴寒之气,而寒从内生,故现畏冷肢凉等一派病性属虚、属寒的证候。

阳气不能蒸腾、气化水液,故见舌淡胖、便溏、尿清或尿少不利等症。

阳虚水湿不化,故口淡不渴,阳虚不能温化和蒸腾津液上承,故渴喜热饮。

辨风证

风性开泄,善行而数变,故有发病迅速,变化快,游走不定的特点。

风邪袭表,肺卫失调,腠理疏松,卫气不固,故有脉浮、恶寒发热等表证的特征症状,并以脉浮缓、恶风、汗出为特点,是为风邪袭表证。

外邪易从肺系而入,风邪侵袭肺系,肺气失宣,鼻窍不利,故见咳嗽、咽喉痒痛、鼻塞、流清涕或喷嚏等症,而为风邪犯肺证。

　　风邪侵袭肤腠,邪气与卫气搏击于肤表,故见皮肤瘙痒、丘疹、痞瘰,从而形成风客肌肤证。

　　风邪或风毒侵袭经络、肌肤,经气阻滞,肌肤麻痹,故见肌肤麻木、口眼歪斜等症,是为风邪中络证。

　　风与寒湿合邪,侵袭筋骨关节,阻痹经络,故见肢体关节游走疼痛,从而形成风胜行痹证。风邪侵犯肺卫,宣降失常,通调水道失职,故见突起面睑肢体浮肿,是为风水相搏证。

辨燥证

　　燥邪侵袭,易伤津液,而与外界接触的皮肤、清窍和肺系首当其冲,故证候主要表现为舌苔、口唇、鼻孔、咽喉、皮肤干燥,干咳少痰等症。

　　津伤自救,故口渴饮水,大便干燥,小便短黄。

辨津液亏虚证

　　津液亏少,阳气偏旺,故脉细数、舌红。

　　津液亏少,不能充养、濡润脏器、组织、官窍,故见口、鼻、唇、舌、咽喉、皮肤、大便等干燥,口渴欲饮水,皮肤枯瘪而乏弹性,眼球深陷等一派干燥少津的症状。

辨湿证

　　湿邪阻滞气机、困遏清阳,故以脉濡缓或细、腻浊、困重、闷胀、酸楚等为证候特点。

　　湿为阴邪,具有阻遏气机,损伤阳气,黏滞缠绵,重浊趋下等致病特点。

辨水停证

　　水湿内停,故脉濡,舌淡胖,苔白滑。

　　水为有形之邪,水液输布失常而泛溢肌肤,故以水肿、身体困重为主症。

水液停聚腹腔,而成腹水,故腹部膨隆、叩之音浊。

膀胱气化失司,水液停蓄而不泄,故小便不利。

辨饮证

"饮"是体内水液停聚而转化成的一种较痰清稀、较水浑浊的病理性产物,主要停积于胃肠、胸胁、心包、肺等身体的管腔部位。

饮邪内阻,清阳不能上升,故脉弦或滑,舌苔白滑;头目眩晕。

饮邪停留于胃肠,阻滞气机,胃失和降,故泛吐清水,脘腹痞胀,腹部水声辘辘,是为狭义的"痰饮"。

饮邪停于胸胁,阻碍气机,压迫肺脏,故肋间饱满,咳唾引痛,胸闷息促,是为悬饮。

饮邪停于心包,阻遏心阳,阻滞气血运行,故胸闷心悸,气短不得卧,是为支饮。

饮邪流行,归于四肢,故当汗出而不汗出,身体、肢节疼重,是为溢饮。

饮邪犯肺,肺失宣降,气道滞塞,故胸部紧闷,咳吐清稀痰涎,或喉间哮鸣有声。

辨痰证

痰浊内阻,故脉滑、苔腻。

痰浊最易内停于肺,而影响肺气的宣发肃降,故以咳吐痰多、胸闷等为基本表现。

痰浊中阻,胃失和降,故脘痞、纳呆、泛恶呕吐痰涎。

痰的流动性小而难以消散,故常凝积聚于某些局部而形成圆滑包块。

痰亦可随气升降,流窜全身,如痰蒙清窍,则头晕目眩;痰蒙心神则见神昏、神乱;痰泛于肌肤,则见形体肥胖。

辨气滞证

气滞证候的主要机制是气的运行发生障碍,气机不畅则痞胀,障碍不通则疼痛,气得运行则症减,故气滞以胀闷疼痛为主要临床表现。

辨血瘀证

脉络瘀阻,故见脉涩、舌现斑点、络脉显露、丝状红缕等症。

血瘀证的机制主要为瘀血内积,气血运行受阻,不通则痛,故有刺痛、固定、拒按等特点。

夜间阳气内藏,阴气用事,血行较缓,瘀滞益甚,故夜间痛增。

血液淤积不散而凝结成块,则见肿块紫暗、出血紫暗成块。

血不循经而溢出脉外,则见各种出血并反复不止。

血行障碍,气血不能濡养肌肤,则见皮肤干涩、肌肤甲错。

血行瘀滞,则血色变紫变黑,故见面色黧黑、唇甲青紫。

辨气虚证

气虚鼓动血行之力不足,故脉象虚弱。

气虚而不能推动营血上荣,故舌淡嫩,头晕目眩。

卫气虚弱,不能固护肤表,故自汗。

由于元气不足,脏腑功能衰退,故气短、声低、懒言、神疲、乏力。

"劳则气耗",故活动劳累则诸症加重。

辨血虚证

血液亏虚,脉络空虚,形体组织缺乏濡养荣润,故见脉细无力,舌质、颜面、眼睑、口唇、爪甲的颜色淡白。

血虚而脏器、组织得不到足够的营养,则见头晕,眼花,两目干涩,心悸,手足发麻,妇女月经量少、色淡。

血虚失养而心神不宁,故症见多梦,健忘,神疲等。

第三节 从"六经多纲"到"方证(药证)相对"

"执简驭繁,以应无穷之变",这句中医名言是著名伤寒大家、"火神派"代表人物祝味菊先生在其代表作《伤寒质难》中所说的,一直是笔者最喜欢的医学名言。

对于经方的辨证论治,我们希望能够寻找到"纲举目张"的有效方法:面对"繁杂的脉症、多类之辨证、百千种方药",做到"执简驭繁、一通百通"!

具体到《伤寒论》而言,"脉症"有上百个基本元素(如:脉数;寒热、汗否、饮食、小便……基本元素排列组合起来则有成千上万种脉症);"方药"则是113方、91味药。而"辨证"则是"多纲、六经"。

经方治病如效桴鼓的奥秘,在于"脉症-辨证-方药"三者的统一。那么,在"脉症-辨证-方药"体系中,这三者就像一个大哑铃,脉症的数量最繁杂,方药的其次,最精简、易掌握的是"辨证"部分,所以,最为简洁的"辨证"(六经多纲)则可以作为伤寒临床"纲举目张"的关键:

首先,分析"六经多纲"的每项元素(如:表里、寒热、虚实、水证、血证……太阳病……)分别对应着哪些"脉症",就可以对成百上千的脉症组合有着"执简驭繁"的简捷把握(具体请参见后文)。

其次,分析113方分别对应着何种"六经多纲",以方(药)测证,就能够把不全面的"六经八纲"(遗漏掉水证、血证等基本辨证元素),扩充为全面完整的"多纲六经",使得辨证无漏,病无遁形(具体请参见后文)。

在这里特别值得一提的是:对于"以方(药)测脉症",虽然历代伤寒家都非常重视,但较少形成全面、精细的文字记录。汤本求真在《日医应用汉方释义》中所做的"以方(药)测脉症"(见下表),值得更多的当代伤寒医家去做。不但要把伤寒113方、91味药物全部进行"以方(药)测脉症",还要阐释"推导的原理、方法",知其然,更知其"所以然"。

表3　　　　　　　　以方(药)测脉症

脉症＼方名	小柴胡汤	柴胡桂枝干姜汤	大柴胡汤	四逆散	……
脉	浮细	最弱	实而有力	中等	……
舌苔	白苔	灰白、粗燥	黄苔	稍有	……
寒热	有发热	有发热,亦有寒状	有发热	稍有发热	……
汗	盗汗不定	有盗汗	无盗汗	无盗汗	……
头身	……	……	……	……	……
便	便通不定	便通不定	闭便	便通不定	……
(十问歌)					
……	……	……	……	……	……

如果通过数代人的艰辛努力,能够把上述工作完成的话,则可以基本上形成比较完整对应的"脉症–辨证–方药"体系,解决"有症无脉、有方无症"等学习伤寒的常见困惑,更解决"有症无方、脉症冲突"等临床常见的困惑。这样,未来的学子能够以"辨证(六经多纲等)"为突破口,走上"纲举目张,一通百通"的伤寒临床捷径。

举例来说,对于《伤寒论》中经常在临床用到的"麻黄附子细辛汤",《伤寒论》中只告诉了你使用面比较非常狭窄的一种脉症情况:"301.少阴病,始得之,反发热,脉沉者,麻黄附子细辛汤主之。"

从表面文字来看,"少阴病(始得之)+脉沉+发热=麻黄附子细辛汤"。那么,麻黄附子细辛汤的应用范围,是不是就是这区区简单的3个条件(脉沉、发热、少阴病)呢?

这时候,就需要我们溯本求源,首先找到麻黄附子细辛汤的"辨证(六经多纲)"。

麻黄附子细辛汤=少阴病(始得之)+脉沉+发热

首先,根据"无热恶寒者,发于(少)阴也",可以推测麻黄附子细辛汤方证应该"无热、恶寒"。但是，现在却出现"发热"症状，可以用"始得之"来解释。因为始得少阴病，"发热、恶寒、脉浮"太阳病变为阴证，就成为少阴病。所以，麻黄附子细辛汤方证里的"发热"，必将很快变为"无热"。

其次，麻黄附子细辛汤作为少阴病，应该是"脉浮微细（但欲寐）"，然而，此处条文中竟然是"脉沉"。这是怎么回事呢？可以分析：脉沉主水、主里，"脉浮微细+脉沉=脉沉"，麻黄附子细辛汤应该是"少阴病/表阴证+水饮在里"。——这才是麻黄附子细辛汤的"六经多纲"。

推导出麻黄附子细辛汤的"六经多纲"，才能推导其更多的临床适用脉症。冯世纶教授做过大量统计，披露了麻黄附子细辛汤的无数种应用条件：

> 藤平健认为，即使麻黄附子细辛汤证的脉也不一定都是沉，而是可见浮、浮数稍紧等。
>
> 大冢敬节认为麻黄附子细辛汤是"去除表邪"；矢数道明认为是"发散在表之热和水"〔汉方偾临床25(11、12):218,1978〕。
>
> 山田光胤认为麻黄附子细辛汤证不仅见面色苍白，而且有身冷恶寒、手足逆冷等寒性症状。
>
> 大冢敬节认为有头痛、四逆。
>
> 藤平健则认为有鼻塞、流涕、喷嚏、恶寒、头痛、身痛，并根据少阴篇屡屡提到咽痛，因此认为该方证可见到咽痛，而且多次用麻黄附子细辛汤治疗咽喉刺痛的感冒皆取良效。
>
> 王经邦、藤平健不但用于治疗感冒，而且用其加减治疗外寒内饮的"气分证"、腰痛、闪腰痛、四肢痛等。
>
> 还有的用于治疗嗜睡、咽痛、失音、周身无汗等。有的报道治疗自发性气胸、病毒性心肌炎等。
>
> ……

冯世纶教授总结，虽然麻黄附子细辛汤的应用，远远超出"少阴病（始得之）+脉沉+发热"的应用范围，然而，纵有千种万种临床应用，也离不开

"表阴证+水饮"的"六经多纲"。

临床中实际碰到的病情,往往和《伤寒论》所叙述的条文不能严格对应。这就需要从"脉症"进行"辨证(六经多纲)",然后根据六经多纲的组合情况,选择严格对应的"方药"。如此一来,不管病情千变万化,都不会逃离"六经多纲"的组合,更不会脱离由"六经多纲"的部分常见组合而产生的113方(91味药)了!

按照如上"六经多纲、方证相对"的经方应用方法,笔者参考冯世纶教授在《经方传真》(修订版)(中国中医药出版社出版)中的"方证六经分类",对伤寒论113方进行了"方证相对"表解,并请冯世纶教授对该《方证相对表解》进行了主审。

方证相对:执简驭繁,以应无穷之变

一、伤寒论《方证相对表解》

表证:表阳(太阳)/ 表阴(少阴)

[按:为加强辨析,对比应用,特将表阳、表阴方证放到同一表内。其中,表阴方证用阴影以示区别。]

表 4　　　　　　　表证:表阳(太阳)／表阴(少阴)

方	证	症 (附:药证相对)
表阳 / 太阳	表阳	脉浮,恶寒,发热,头项强痛
表阴 / 少阴	表阴	脉(浮)微细,恶寒,无热,(头项强痛),但欲寐
桂枝汤	表阳/太阳中风	脉浮缓,恶风,发热,汗出,头项强痛
桂枝加桂汤 桂枝汤,加重桂枝用量	表阳/太阳中风 桂枝汤证 气上冲甚	奔豚:气从少腹上冲心,上虚下实 桂枝:降逆,治气上冲
桂枝加厚朴杏子汤 桂枝汤,加厚朴、杏仁	表阳/太阳中风 桂枝汤证 咳、喘(水饮)	杏仁:主咳逆上气 厚朴:理气化痰、消胀除满
桂枝甘草汤 桂枝汤的简化方,增桂枝、甘草用量,去芍药、大枣、生姜	表阳/太阳中风 心下悸	脉浮,汗出,太阳中风 叉手自冒心,心下悸欲得按,桂枝甘草汤 桂枝、甘草:二味加重用量,则治气上冲力专 去芍药、大枣:则不治腹挛痛 去生姜:则不治呕
桂枝救逆汤 桂枝去芍药汤,加蜀漆、牡蛎、龙骨;或桂枝甘草汤加龙骨、牡蛎,再加生姜、大枣、蜀漆	表阳/太阳中风 津液虚 上虚下实 水(痰饮重) 惊狂不安,发狂	恶风,汗出,太阳中风 惊狂,卧起不安,心悸、躁,汗出津虚,气乘虚上冲,并激动里饮上蒙清窍而发惊狂,以至卧起不安,龙牡姜枣漆证。救逆汤 蜀漆:为常山的嫩枝叶,苦辛温,有毒,有祛痰作用

方	证	症 (附:药证相对)
桂枝甘草龙骨牡蛎汤 桂枝甘草汤,加龙骨、牡蛎	表阳/太阳中风 津液虚,上虚下实 水(痰饮重) 烦躁惊悸,不狂	牡蛎、龙骨:皆敛汗涩精、镇惊安神 恶风,汗出,太阳中风 心悸烦,龙牡证
小建中汤 桂枝加芍药汤,加饴糖 或:桂枝汤,加芍药、饴糖	表阳/太阳中风 心中悸而烦 (血津气虚) 腹满痛	脉浮取见涩,脉涩为津血虚,浮取见涩为表虚荣卫不利 脉沉取见弦,脉弦为寒,沉取见弦为里虚寒 腹中急痛/腹满痛,脉浮涩而沉弦,为小建中汤与小柴胡汤共有的脉象,但腹中急痛,为小建中汤所属,而柴胡汤证不常见。该胃腹痛,非实热性腹痛,乃太阴里虚寒痛,为芍药、饴糖证 心中悸而烦,血津气虚则悸,表证不解则烦 桂枝加芍药汤:原治腹满痛。今加大量甘温补虚缓急的饴糖,虽然仍治腹痛,但已易攻为补,故名之为建中。谓之小者,以其来自桂枝汤,仍兼解外,与专于温里祛寒的大建中汤比较则为小也
桂枝加附子汤 桂枝汤,加附子	表阴/少阴中风	恶风寒,汗出,身痛,小便难,四肢微急/关节痛,难以屈伸,津液虚,筋肌失和,转入阴证/表阴虚寒证
桂枝去芍药汤 桂枝汤,去芍药	表阳/太阳中风 上实下虚	脉促,恶风寒,发热,汗出 寸脉浮,气上冲以至胸满,表不解,上实 关尺脉沉,腹中虚(无腹满痛),下虚

方	证	症（附:药证相对）
桂枝去芍药加附子汤 桂枝汤，去芍药，加附子	表阴/少阴中风 上实下虚	去芍药:因无腹满痛 恶寒，不发热，身痛，表阴证 气上冲以至胸满，表不解，上实 脉浮微细，腹中虚(无腹满痛)，下虚
桂枝附子汤 桂枝去芍药加附子汤，增加桂枝、附子用量	表阴/少阴中风(重) 里阴/太阴(轻) 风湿在表 关节痛、腹痛	恶寒，不发热，脉浮虚而涩，表阴/少阴 身体疼烦(关节痛、腹痛)，不能自转侧，风湿相搏 不呕，未传少阳 不渴，未传阳明 附子:擅长除湿痹;桂枝:尤善利关节 增加二味用量，更专于治疗风湿关节痛
桂枝附子去桂加白术汤 桂枝附子汤，去桂枝、加白术	表阴/少阴(轻) 里阴/太阴(重) 风湿在表 津液虚 小便数、大便硬	恶寒，不发热 脉浮虚而涩，表阴/少阴 身体疼烦(关节痛、腹痛)，不能自转侧，风湿在表 小便自利(频数)，大便硬/便秘，津液虚 白术或茯苓等利尿药与附子为伍，逐湿解痹，治小便频数 白术逐湿，更有治津虚便秘，临床屡用皆效
甘草附子汤方 桂枝附子汤，去生姜、大枣，加白术	表阴/少阴中风 风寒湿痹痛	恶风，汗出，表阴证 不欲去衣，阴证 骨节疼烦，掣痛不得屈伸，近之则痛剧，风寒湿在肌表 短气，水气上冲 小便不利，或身微肿，风湿相搏 白术(或苍术)、附子:温中利湿作用强，治寒湿痹痛 没有了生姜则不治呕;无大枣则缓中力差

方	证	症（附：药证相对）
桂枝加葛根汤 桂枝汤，加葛根	表阳/太阳中风 桂枝汤证 项背强几几	恶风，汗出，太阳中风 太阳中风又见项背强几几，桂枝加葛根汤 葛根：是清润性解热药，而有解肌及缓解筋脉拘急的作用，尤其有解项背强急的特性
麻黄汤	表阳/太阳伤寒	脉浮紧，恶寒，发热或未发热，无汗，体痛
葛根汤 桂枝汤，加葛根、麻黄；或桂枝加葛根汤，再增量麻黄	太阳伤寒/太阳麻黄汤证 项背强几几	恶风，无汗，脉浮紧，太阳伤寒 太阳伤寒见项背强几几，葛根汤 依据经验，外感"咳喘"须发汗者，以用本方的机会为多，尤其恶寒剧甚、发热、无汗者，不问项背急与否多属本方证 他如腰肌劳损，本无表证的明征，与本方治之屡验
麻黄附子甘草汤	表阴/少阴伤寒	恶寒，无汗，表阴虚寒证，麻黄证 脉微细，但欲寐，少阴病/表阴证
麻黄附子细辛汤 麻黄附子甘草汤，去甘草，加细辛	表阴/少阴伤寒 合并水饮	恶寒，发热，无汗，表阴虚寒证，麻黄证 但欲寐，表阴证/少阴病 脉沉，水饮证 细辛：祛寒逐饮
桂枝麻黄各半汤 桂枝汤、麻黄汤各二分之一合之	表阳（热多寒少） 痒 汗出不明显而发热明显	不呕，未传少阳 清便欲自可，未传阳明 恶寒、发热，热多寒少，如疟状（定时发寒热），一日二三度发，外邪转轻 面有热色，郁热在表不能自解 不得小汗出，身必痒，宜桂枝麻黄各半汤，使小汗出即治 临床常用桂枝汤加荆芥、防风
桂枝二麻黄一汤方 桂枝汤二、麻黄汤一合之	表阳（寒热似疟） 汗出更明显	寒热形似疟，一日再发，表证，汗出必解。治桂枝汤证多而麻黄汤证少

表证 + 里证之水饮

表 5   表证+里证之水饮

方	证	症(附：药证相对)
五苓散	表阳/太阳中风 里饮 小便不利 渴烦热	脉浮(浮数)，恶寒，微热，汗出，太阳中风烦，表热未解 小便不利，里饮 渴，水停不化不能上布津液 消渴，由于小便不利，废水不得排出，新水不能吸收、组织缺少水的滋养故渴。再加上误发其汗，伤失津液，则渴益甚，如饮水亦以留胃中，遂成随饮随渴的消渴证 渴欲饮水，水入则吐，名曰水逆，因水停不化，故渴欲饮水；水伴冲气以上逆，故水入则吐 意欲饮水，反不渴，胃有停水 口燥烦，为水停不行 心下痞，水伴冲气逆迫于心下 脐下悸，为水动自下 吐涎沫，为水泛于上 脐下悸、吐涎沫而癫痫眩冒，都是水饮为患 五苓散方证为外邪内饮证，其方解表利小便，水液代谢恢复正常，则消渴自已，热亦自除 猪苓、茯苓、泽泻、白术：诸利尿药，重在逐里饮 泽泻：用量独重，取其甘寒为方中的主药，以解其烦渴 桂枝：不但解外，而且能降气冲，使水不上犯而下行

方	证	症（附：药证相对）
小青龙汤 桂枝汤，去生姜、大枣加干姜，再加麻黄、半夏、细辛、五味子	表阳/太阳伤寒 里饮 +咳喘	恶寒、发热，无汗，太阳伤寒 小便不利，心下有水气 干呕而咳喘（含泡沫痰），激动里饮 咳而微喘，气冲饮逆 不渴，胃有饮 或渴，水停不化；胃中有饮本无渴证，今谓或渴者，这是由于小便不利所致，与五苓散证之渴同 少腹满，小便不利 或利，水谷不别 或噎，水气冲逆 <small>麻黄、桂枝、芍药、甘草发汗以解太阳之表</small> <small>半夏、干姜、细辛、五味子逐内之寒饮</small>
茯苓甘草汤 桂枝甘草汤，加茯苓、生姜	表阳/太阳中风 里饮 小便不利 不渴 呕 心悸	<small>茯苓伍生姜治呕及心悸</small>
苓桂枣甘汤 桂枝甘草汤，增桂枝，加茯苓、大枣	表阳/太阳中风 里饮气上冲、心下悸腹挛急	气上冲、脐下悸，欲作奔豚，或心下悸、奔豚，里饮被激 腹挛急，寒饮证 <small>增量桂枝，则加重治冲气</small> <small>茯苓，则擅治悸烦</small> <small>大枣，则擅治腹挛急</small>
苓桂术甘汤 桂枝甘草汤，加茯苓、白术	表阳/太阳中风 里饮	太阳中风 脉沉紧，寒饮在里（发汗前）；脉甚微，里饮（发汗后）

方	证	症（附：药证相对）
	小便不利 头晕目眩、 气上冲、短气	气上冲胸/气上冲咽喉/短气，心下逆满/心下痞硬/胸胁支满/胁下痛、虚烦、起则头眩/眩冒/目眩、动经身为振振摇/经脉动惕，久而成痿，里饮伴随冲气上犯，皆气冲之候 茯苓、白术：功在利尿逐水。白术，胃有停饮较多，治心下痞硬和眩冒
桂枝去桂加茯苓白术汤 桂枝汤，去桂枝加茯苓、白术	表阳/太阳中风/里阴/太阴 里饮	翕翕发热，无汗、头项强痛，小便不利，太阳中风，但不是桂枝汤证，为外邪内饮证 小便不利，里津虚饮停，茯苓、白术证 心下满微痛，水伴冲气逆于上，造成心下满微结，但不是里实证（里实小便当利），故为芍药证 茯苓、白术生津液利其小便，利水除饮 生姜，解外表 芍药除心下满微痛
真武汤 附子汤，去人参加生姜	表阴/少阴 里阴/太阴 水	四肢疼痛，表阴虚寒证 腹痛，自下利，太阴 脉沉，四肢沉重、小便不利，下肢浮肿或痛，此为有水气 仍发热，饮郁于表 头眩（晕），水气冲逆 心下悸，水停心下 身瞑动，振振欲擗地（比身振振摇更剧），水饮动及经脉 生姜：解表兼温中 附子：温中 芍药：治腹痛下利 茯苓、白术：利水

里阳/阳明

表 6　　　　　　　　　　　里阳/阳明

方	证	症（附：药证相对）
瓜蒂散	里阳/阳明 胸脘满闷、欲吐而不能吐	脉寸微浮，气上冲喉咽不得息，病在上，似桂枝证 头不痛、项不强，知非桂枝汤证 气上喉咽不得息，病有欲上越之机，与桂枝汤证的气上冲形似而实非 脉寸微浮，胸中痞硬，病实于上，胸中（在胃之上/膈上）有阳性水毒 宿食在上脘，此胸中实/胃家实，邪实在上的阳明病，不可下也，当吐之 脉乍紧，手足厥冷，邪结在胸中，血气受阻 脉弦迟，手足寒，气机受阻，呈少阴病的外观，却为里饮壅于胃上的里实证 胸中/心下满而烦，饥不能食，邪自里以上迫 饮食入口则吐，不饮食亦心中温温欲吐而复不能吐，里有饮，病有自里上越之机，此为胸中实 瓜蒂苦寒，祛湿除热而有催吐的作用，与赤小豆协力以逐湿热，饮之以香豉汁更有助于涌吐
大承气汤	里阳/太阳 既下热又除满	里实热满大便难
小承气汤 大承气汤,去芒硝,又减厚朴量	里阳/太阳 长于治满，而下热不足	大便硬而无潮热

方	证	症（附：药证相对）
调胃承气汤	里阳/太阳长于下热，而治满不足	见腹实证，心烦或谵语、发热
麻子仁丸 小承气汤，加麻仁、杏仁、芍药	里阳/阳明里实热里有积滞虚人、老年便秘	趺阳脉（足阳明胃经之脉，古人用以候胃）浮而涩 脉浮，主热，胃有热则气盛而曰胃气强 脉涩，主津液虚 小便数，耗伤津液 大便硬，津液绝于里 润下的麻仁、杏仁、芍药，和蜜为丸，安中缓下，使正不伤
大猪胆汁	里阳/阳明大便不通而不宜攻下	自汗出，小便自利，大便硬，此为津液内竭。里热明显，虽硬不可攻之 猪胆汁：苦寒，清热解毒；法醋亦酸苦，两者合之，不仅通便，尚能清热解毒
白虎汤	里阳热/阳明里还不实	脉滑（滑数），不恶寒，身热，自汗出，主内外皆热，里热盛猛，腹实不明显 腹满、谵语、遗尿，热盛于里影响了神志 厥，为里有热的热厥 石膏、知母：除热止烦 甘草、粳米：安中养正
白虎加人参汤 白虎汤，再加人参	里阳热/阳明里还不实，白虎汤证+口渴明显	脉洪大，大汗出，大烦渴不解，内外皆热 舌上干燥，烦、大渴、欲饮水数升，热盛津虚 无大热、口燥渴、心烦，热盛伤津 恶寒/背微恶寒/时时恶风，热极汗大泄、腠理开，并非表不解 人参：补中益气，治津枯而渴的要药 石膏：功在除热，主治口舌干燥

方	证	症（附：药证相对）
泻心汤	里阳热/阳明心烦吐衄	心下痞,心气不定(心悸烦、精神不安,易惊狂),吐血衄血,大便干,为有里实热 大黄:泻热;黄连、黄芩,除热解烦
大黄黄连泻心汤 泻心汤,去黄芩	里阳热/阳明泻下之力不剧,只泻热而解心下痞	脉关上浮,心烦,阳明里热在上,腑实证不明显 心下痞,按之濡(不硬),胃口处有痞塞不通的气结
栀子豉汤	里阳/阳明里热实(腑实证不明显) 胃胸里热虚烦	外有热,身热,手足温,热未结实于里,故不结胸,阳明 饥不能食,但头汗出,为大陷胸汤和栀子豉汤的共有证。但结胸则热结于里,而外无大热。栀子豉汤证则外有热,手足温 舌上有白苔,烦热,胸中窒塞,心中懊恼,心中结痛(胃上口处有结滞疼痛感)按之心下濡,腑实不明显,胃中空虚,客热邪气动膈虚烦不得眠,若剧者,必反复颠倒,心中懊恼(即心烦剧烈),阳明里热在上,并攻冲头脑 栀子、香豉:均苦寒除热解烦
栀子甘草豉汤 栀子豉汤,加甘草	里阳/阳明 里热实(腑实证不明显) 胃胸里热 虚祛少气	甘草:安中益气
栀子生姜豉汤 栀子豉汤,加生姜	里阳/阳明 里热实(腑实证不	生姜:治呕逆

方	证	症（附：药证相对）
	明显） 胃胸里热 呕逆	
枳实栀子豉汤 栀子豉汤，加枳实	里阳/阳明 里热实（腑实证不明显） 胃胸里热 心下胀满	枳实：消胀
栀子大黄汤 栀子豉汤，加枳实、大黄 或枳实栀子豉汤，加大黄	里阳/阳明 里热实（腑实证不明显） 胃胸里热腹胀满（有宿食）、大便难	
栀子厚朴汤	里阳/阳明 里热实（腑实证不明显） 心烦热和腹胀满	心烦热、腹胀满、卧起不安，伤津，虚满，未至阳明腑实证的胀满 *栀子：解烦热* *厚朴、枳实：消胀满*
栀子干姜汤 栀子豉汤，不用豆豉，而伍以温中的干姜	里阳/阳明 里热实（腑实证不明显） 栀子豉汤证烦热较轻而有呕逆或下利	*身热，微烦，呕逆，或下利，上热下寒，阳明太阴合病*
栀子柏皮汤	里阳/阳明 里热实（腑实证不明显） 发热心烦，身黄/黄疸病	*栀子、黄柏：解热止烦，并祛黄* *甘草：缓急迫*

方	证	症（附：药证相对）
茵陈蒿汤	里阳/阳明 热与水/湿结于里 阳黄见大便干，小便不利，烦躁	但头汗出，身无汗，剂颈而还，身发黄/身黄如橘子色，小便不利，渴引水浆，腹微满，此为热和湿瘀在里 不欲食，食即头眩，心胸不安，里有湿热，故不欲食；食则助湿动热，故食即头眩、心胸不安 茵陈蒿除湿解热，与栀子协力以祛黄除烦，伍以大黄通便
小陷胸汤	里阳/阳明 水+热 胸胁胀满/胸膈满闷、心烦 心下按之痛或痰咳烦热	脉浮滑，结实的程度较浅，故不沉 小结胸病，正在心下，按之则痛 栝楼、半夏：开胸逐水降痰气，除却胸痹心下满 黄连：除热解烦
大陷胸汤	里阳/阳明 热与水结于上 热多痛剧 实证 心下结硬、满痛拒按而烦躁	舌上燥而渴，不大便五六日，躁烦，心中懊恼，里有热，津虚燥结 脉迟/脉沉而紧，为里实之应，热实 日晡所小有潮热，阳明里实，但里实当微短气，心下有饮 无大热，但头微汗出，但结胸，此为热结在里、水结在胸胁也 心下满而硬痛（按之石硬），从心下至少腹硬满而痛不可近，此为结胸也，热水相结，不是纯热实于里的阳明证。膈内拒痛，胃中空虚，客气动膈，阳气(津液)内陷 甘遂：苦寒，为下水峻药，使结于上的水和热从大小便而去 芒硝：泄热软坚；大黄：泄热破结，二味协甘遂泄热和消除心腹硬满痛

续表

方	证	症（附：药证相对）
大陷胸丸 大陷胸汤，又加葶苈子、杏仁	里阳/阳明 热与水结于上 水多痛轻 驱逐水饮更有力 但服量较小，且合 蜜煎，较之汤剂则 攻下力缓	结胸，且项亦强，如柔痉状，为水饮郁结剧甚。若热多痛剧，宜大陷胸汤；若水多痛轻，宜大陷胸丸
黄连阿胶汤	里阳/阳明 里热 津血虚 失眠、久利便脓血	心中烦、不得卧，为里热和血虚血热 黄连、黄芩：除热止烦；芍药、阿胶、鸡子黄：养阴补虚
白头翁汤	里阳/阳明 热利下重、腹痛	热利，下重，下利欲饮水，因内热而下利，以有热故也，阳明 白头翁：逐血止痛。四物均属苦寒收敛而除热烦、止下利
猪苓汤方	里阳/阳明 热（渴欲饮水）+水饮 小便不利或淋漓、或出血	小便不利，下利，因小便不利而水谷不别，湿热下注 咳而呕、渴，热湿上犯 心烦、不得眠，湿热上犯 猪苓：寒性有力利尿，消炎解渴，与茯苓、泽泻、滑石为伍，协力清热利尿；复用阿胶止血润燥
牡蛎泽泻散	里阳/阳明 热（口渴） +水饮 浮肿、小便不利	从腰以下有水气，当利小便 牡蛎、栝楼根：润燥止渴，余皆逐水利尿

方	证	症（附：药证相对）
十枣汤	里阳/阳明 +水饮 脉沉弦、咳而胸闷 胁痛、心下痞硬满	脉沉而弦，悬饮，内痛 咳烦，胸中痛，宿有支饮 心下痞硬满、引胁下痛、干呕、短气，水饮在里 芫花、甘遂、大戟：均属下水峻药，重用大枣制其猛烈，兼养正
桃核承气汤 调胃承气汤，加桂枝、桃仁	里阳/阳明 腑实 热+血 腹痛有定处如狂	少腹急（胀满）、结（结实）、疼痛，热结膀胱，即热和血结于膀胱所在的部位，瘀血证 如狂，热血瘀恶之气上犯头脑，若血自下，下者愈 桃仁：祛瘀血；桂枝：治气冲
抵当汤	里阳/阳明 腑实 热+血 瘀少腹硬满，小便利，大便难 或喜忘，或狂躁不安	脉微而沉，发狂，少腹硬满，小便自利，热在下焦，瘀热在里，下血乃愈 脉沉，病在里 脉结，血受阻则 少腹硬，为蓄水、蓄血的共有证 喜忘，妇人经水不利、经闭，必有蓄血 屎硬，热结于里 大便易，其色黑，血与屎并 脉数，消谷善饥，不大便，热合于瘀血
抵当丸 与抵当汤同，用量较轻	里阳/阳明 腑实 热+血瘀 抵当汤证较轻者	少腹满，为蓄水、蓄血的共有证 且小便利，为有瘀血

方证相对：执简驭繁，以应无穷之变

里阴 / 太阴(温中祛饮类)

表7 里阴/太阴(温中祛饮类)

方	证	症(附:药证相对)
四逆汤 甘草干姜汤+干姜 附子汤	里阴／太阴	脉微欲绝四逆
四逆加人参汤 四逆汤,加人参	里阴/太阴 津血虚	脉微,恶寒、不发热,心下痞,下利或利止而 **津血大虚** 人参:补中(胃气虚衰),益津血
茯苓四逆汤 四逆汤,加人参、茯 苓	里阴/太阴 烦躁、心下悸、 小便不利	
通脉四逆汤 四逆汤,增干姜、附 子用量	里阴/太阴 四逆汤证 虚寒更甚	脉微欲绝,厥/手足厥逆,下利清谷,为里寒 不恶寒,汗出,面色赤,为外热,虚阳欲脱 (外热为虚热,无根之火,虚浮上泛)
通脉四逆加猪胆汁汤(即白通四逆加猪胆汁汤) 四逆汤,增干姜、附子用量,加猪胆汁汤;或:通脉四逆汤,加猪胆汁汤	里阴/太阴 四逆汤证 虚寒甚极 甚至脉无	脉微欲绝甚至脉无,厥逆,利不止,干哕, 烦,太阴虚寒甚 或吐利均止,汗出,四肢拘急不解,津液虚 猪胆汁:苦味亢奋药,苦入心,当更有作用于心力衰竭
干姜附子汤 四逆汤,去甘草,但顿 服量较重,注意附子生 用	里阴/太阴 烦躁不宁 四逆汤证不急迫而 虚寒较甚	不呕,无关于少阳证 不渴,无关于阳明证 脉沉微,身无大热,身冷、四逆,太阴 无表证,无关于表不解的烦躁

方	证	症（附：药证相对）
		昼日烦躁不得眠，夜而安静，阴寒极虚的烦躁，不是虚烦不得眠的栀子豉汤证
		干姜、附子：温中祛寒。干姜偏主寒饮上逆；附子偏主寒饮下迫。二药合用则温彻上下，为温中逐寒的重剂
甘草干姜汤	里阴/太阴 饮 津血虚 呕逆、吐涎沫	厥，咽中干，津液虚 烦躁，吐逆，激动里饮 甘草：缓急养液 干姜：温中逐饮
理中汤或丸 甘草干姜汤，加人参、白术	里阴/太阴 饮 心下痞，大便溏泻，小便少	喜唾，久不了了，胸上（胃中）有寒 人参：治心下痞、胃虚
芍药甘草汤方 甘草汤，加芍药	里阴/太阴轻 津血虚 胃腹、四肢或其他体部挛急疼痛	腹痛、脚挛急、脚弱无力、行步困难，津血不养肌
芍药甘草附子汤方 芍药甘草汤，加附子	里阴/太阴重 水盛 津血虚	无热，恶寒重，阴虚寒证重
吴茱萸汤	里阴/太阴 胃虚 寒饮冲逆	食谷欲呕，胃中有寒饮 呕而胸满/胸闷，寒饮自里以上迫 手足逆冷，烦躁欲死，为寒饮暴迫 干呕，吐涎沫、头痛，为寒饮冲逆 吴茱萸：辛温；生姜、人参、大枣：健胃止呕
附子汤	里阴/太阴 饮 骨节疼痛、身疼	手足寒，口中和，里寒，太阴 背恶寒，胃中有饮 脉沉，因有水气

方	证	症（附：药证相对）
		身体疼、骨节疼，当为湿痹为主而非外邪
		附子：温中祛寒
		人参：健胃补虚
		茯苓、白术：利小便以逐留饮
		附子：解痹痛
		芍药：缓挛急之痛
苦酒汤	里阴/太阴 表证不明显 咽干痛，声哑	咽中伤、生疮、声音嘶哑，不能语言、声不出，因寒痰饮阻滞咽喉 半夏：温中化饮 苦酒：酸以敛疮疡 蛋清：润以利音声
桔梗白散	里阴/太阴 偏实 痰饮凝结的寒实结胸 排脓	不渴，无热 咽干，多咳唾 咳而胸满，因咳而致胸满 振寒、脉数，有痈脓之候 时出浊唾腥臭、久久吐脓如米粥，为肺痈，宜祛其痰和脓 肺痈、白喉以及其他咽喉肿痛、痰阻胸咽、或有痈脓之变，以至呼吸困难、饮食不下 桔梗、贝母：排脓 巴豆：温下
赤石脂禹余粮	里阴/太阴 虚寒 下焦 腹泻	赤石脂、禹余粮：收敛、止血、止利
桃花汤	里阴/太阴 虚寒 久利/下利，或便脓血	腹痛，里有寒 小便不利，下利不止，脓血 赤石脂固脱止利，佐干姜以温中，粳米治腹痛 厚朴：消腹胀满

方	证	症 (附:药证相对)
厚朴生姜半夏甘草人参汤	里阴/太阴 腹胀满 中气虚	甘草、人参:补中气虚
旋覆代赭汤	里阴/太阴 胃虚有饮 呕逆	噫气不除,呕哕噎膈,且心下痞硬,大便不通,胃气虚极,客气结于心下,气逆不降 旋覆花:温中健胃而下结气 代赭石:镇虚逆 半夏、生姜:降饮逆 人参、甘草、大枣:安中养正
烧裈散	里阴/太阴虚 水(湿)热 津血虚	身体重,为有湿 少气、少腹里急,为有水 或引阴中拘挛、膝胫拘急,为津血虚于下 热上冲胸,为水和热伴气上冲 头重不欲举、眼中生花,为冒眩之征象,水热冲逆
蜜煎导	里 阴/太 阴 (热不明显,里虚寒)便秘	

第一部分

方证相对:执简驭繁,以应无穷之变

半表半里：少阳(半阳) 厥阴(半阴)

表 8   半表半里：少阳(半阳)厥阴(半阴)

方	证	症(附：药证相对)
小柴胡汤 苦寒	半表半里阳/少阳	脉弦,寒热往来,口苦,咽干,目眩,心烦,胸胁苦满,欲呕,默默不欲饮食/纳差
猪肤汤 咸甘	半表半里阳/少阳 津液枯燥	胸满、心烦、咽痛,为少阳热 下利,热下迫,合病阳明 猪肤,即猪皮:甘寒润燥解热,合白蜜甘寒以治咽痛 白粉:止下利
甘草汤	半表半里阳/少阳 咽痛轻	甘草,缓急安中、止痛、解毒、补中益气
桔梗汤	半表半里阳/少阳 偏虚 咽痛重 排脓	咽痛重;咳吐浓痰;或胸痛 桔梗味辛,微温,而有排脓作用,并有治胸胁痛的功能
四逆散	半表半里阳/少阳 气滞 血瘀	脉微细,四逆,热壅气郁,血行受阻,形似少阴病外观。但本方证临床中四逆者甚少 或咳,波及于肺;或悸,波及于心 或小便不利,波及于肾 或腹中痛、或泄利下重/大便溏泻(痢疾)波及胃肠 柴胡、枳实、芍药:均属行气、解热药 甘草:和诸药而缓急迫 柴胡:主胸胁苦满 枳实:主心下坚满、痞塞 芍药:主腹挛痛 综合:治热壅气郁、胸胁苦满、心下痞塞、腹挛痛而急迫者

方	证	症 (附:药证相对)
黄芩汤	半表半里阳/少阳 自下利	发热、腹泻、腹痛,或痢疾而腹挛痛,少阳阳明合病见下利 黄芩:主肠澼下利,本方用为主药 芍药、甘草、大枣:治外邪入里引起的腹挛痛,且缓急迫 **综合:本方为治里热下利、腹挛痛而急迫者**
黄芩加半夏生姜汤 黄芩汤+半夏生姜	半表半里阳/少阳 自下利+恶心呕吐	半夏、生姜治恶心呕吐
厥阴病	半表半里阴证	渴欲饮水,少少与之愈,甚则饮入即吐,上热,热灼津伤 饥而不欲食,强食则吐(内有蛔虫则吐蛔),下寒 气上撞心,心中疼热,下寒上热
柴胡桂枝干姜汤 小柴胡汤,去人参、生姜,加入了干姜、桂枝	半表半里阴/厥阴 下寒(轻)上热使整个方剂重于祛寒逐饮,温下寒而清上热,故能治寒热往来、心下满微结	往来寒热、心烦、胸胁满,病在半表半里 四肢发凉、厥冷,下寒 口苦咽干/口干,久久不愈的无名低热,上热 渴而不呕,心下微结(便硬)、小便不利,津液虚但头汗出,气上冲 柴胡治往来寒热;桂枝、甘草治气冲并兼解外 黄芩苦寒,伍干姜之辛温,清上热,温下寒,并合甘草甘温生津液,以理微结。栝蒌根之润得牡蛎之收,更能止渴
乌梅丸	半表半里阴/厥阴 下寒(重)上热	厥逆,或久利,下寒(虚) 烦躁(常自吐蛔),上热 今病者静,而复时烦(蛔上入其膈,故烦,须臾复止;得食而呕,又烦者,蛔闻食臭出),或腹痛、呕吐时缓时作,寒热往来

续表

方	证	症（附：药证相对）
		干姜、附子、细辛、蜀椒：治下寒
		黄连、黄柏：治上热
		人参、当归：补其气血
		桂枝：降其冲气
		妙在主用乌梅渍之苦酒：大酸大敛，一方面有助人参、当归以补虚，一方面有助黄连、黄柏以治泄，并还有以制细辛、附子、干姜、蜀椒的过于辛散
干姜黄连黄芩人参汤	半表半里阴/厥阴 下寒上热	胸中烦热、恶心呕吐，上热
		心下痞硬、食入口即吐、下利/大便溏，下寒
		干姜、人参：治下寒（中焦之虚寒）
		黄连、黄芩：治上热（上亢之烦热）
半夏泻心汤	半表半里阴/厥阴 下寒(虚；水/湿)上热(虚)津液虚，心下痞、满而不痛。呕而肠鸣或下利	心下痞，里虚胃寒，下寒
		呕，寒饮郁而化热上泛，上热
		肠鸣，热激饮于肠
		半夏、干姜：温阳建中祛饮止呕；下寒。黄芩、黄连：解热而止利；上热。补之以人参、和之以草枣：治胃气不振造成饮留邪聚
甘草泻心汤 半夏泻心汤增量甘草	半表半里阴/厥阴 半夏泻心汤中气更虚，而急迫者(口舌糜烂、前后阴溃疡)	下利，日数十行，谷不化，腹中雷鸣；心下痞硬而满，下寒
		胃中虚，客气上逆，故使硬也，下寒
		干呕，心烦不得安，上热
生姜泻心汤 半夏泻心汤减干姜量，而加大量生姜	半表半里阴/厥阴 半夏泻心汤寒饮较重，呕逆下利较甚	下利、腹中雷鸣，心下痞硬，为下寒，胁下(胃中)有水气
		干噫(嗳气)食臭(消化不良、吞酸嘈杂)，胃中不和
黄连汤 半夏泻心汤去黄芩	半表半里阴/厥阴 半夏泻心汤心烦、	半夏泻心汤去黄芩增量黄连，治心烦、腹痛
		更加桂枝以降冲逆，治气上冲、心悸

方	证	症 (附:药证相对)
增量黄连加桂枝	腹痛、气上冲、心悸	胸中有热(指胸中发烦热),为上热 腹中痛,欲呕吐,为胃中有邪气(指胃中、里、下有水气),热与水气相搏,气上冲逆的结果
麻黄升麻汤	半表半里阴/厥阴 下寒上热津液虚 咽喉不利、腹泻	寸脉沉迟、下部脉不至,手足厥逆,泻利不止,下寒 咽喉不利、唾脓血,邪热不得外解而上攻,上热 麻黄、升麻、桂枝:发汗以解表;干姜、白术、茯苓、甘草:温中利水以止泻,温下寒;黄芩、知母、石膏:除热去烦,清上热;白芍、当归、玉竹、天冬:益血滋津;升麻:主解百毒,辟温疾、瘴邪,为治咽喉肿痛的要药

第一部分

方证相对:执简驭繁,以应无穷之变

二、六经组合

太阳 + 阳明

表9 太阳+阳明

方	证	症（附：药证相对）
桂枝加芍药汤 桂枝汤，增量芍药	太阳中风/太阳 腹满痛（里阳实不 甚/阳明）	脉浮，恶寒，汗出，太阳中风 腹满时痛，阳明病。并非太阴病的虚满，非太阴病的寒痛 芍药：味苦，微寒，缓肌挛而清热
桂枝加大黄汤 桂枝加芍药汤，加 大黄	太阳中风/太阳 腹满痛甚+大便不 通/大实痛 （里阳实重/阳明）	大黄：攻下
大青龙汤 麻黄汤合越婢汤	太阳伤寒/太阳(无 汗而疼烦) 里阳热/阳明 水饮 麻黄汤证、越婢汤 证并见	脉浮紧，恶寒，发热，不汗出，身疼痛，太阳伤寒证 脉浮缓，身不疼但重，乍有轻时，水气郁表 肿胀、小便不利，水饮 烦躁，喘满，里热，阳明 麻黄、桂枝、杏仁、生姜、甘草、大枣：皆辛温发汗 生石膏：辛凉清阳明里热，合麻黄辛凉解表，解太阳表、并祛在表之水湿
麻杏石甘汤 麻黄汤，去桂枝、加 石膏，倍用麻黄，增 量甘草	太阳伤寒/太阳 里阳热/阳明 汗出而喘无大热 太阳中风/太阳 腹满痛（里阳实不 甚/阳明）	不恶风，无大热，不是阳明病热实于里的大热，但并非无热，表热郁闭，太阳热。应辛凉解表 口干、烦满，汗出，黏稠量多而臭味重，与自汗淡薄量少而臭味轻的桂枝汤证有别，里热壅滞，阳明热 喘，不是里实满的承气汤证 麻黄配伍桂枝：攻表邪而发汗 石膏：清里热

方	证	症（附：药证相对）
越婢汤 麻杏石甘汤，加入生姜、大枣去杏仁	太阳伤寒/太阳 （续自汗出，故骨节不疼） 里阳热/阳明 水肿	脉浮，恶风，太阳 无大热，续自汗出，不渴，阳明。虽有汗出，但津液未至明显虚损故口不渴 一身悉肿，风水 无杏仁：则治喘的作用减弱 加生姜、大枣：则健胃逐水的作用增强 麻黄：发水气以解表 生姜、大枣、甘草：病水者胃多虚，故要助益其胃 石膏：清内热而止汗出
桂枝二越婢一汤 桂枝汤二，合越婢汤一	桂枝汤证多，越婢汤证少 桂枝汤证明显	恶寒，发热，汗出，太阳中风 口干，烦躁，阳明 脉微弱，热多寒少，外邪已衰，病有欲愈之象
文蛤汤 麻杏石甘汤，合越婢汤，加文蛤	烦躁、口干 浮肿 太阳伤寒/太阳 里阳热/阳明 水饮 渴不欲饮烦热重	弥更益烦（烦热），其热被劫不得去 意欲饮水，里有热，阳明 反不渴，胃有停水，水饮 越婢汤有生姜、大枣：健胃祛停水，以适应口渴不欲饮 文蛤：酸敛止渴
麻黄连翘赤小豆汤	太阳伤寒/太阳 里阳偏热/阳明 湿	脉浮，无汗，太阳伤寒 热，瘀热在里，或郁湿化热，阳明 身黄、目黄，或身痒，里热不得外越，合湿瘀于里 麻黄汤，去桂枝加生姜、大枣发表，而且安胃 生梓白皮、连翘、赤小豆清热并祛湿 生梓白皮（可用桑白皮代之）：苦寒清热

续表

方	证	症（附：药证相对）
（桂枝加黄芪）	太阳中风/太阳表虚夹湿	
竹叶石膏汤	表阳/太阳 里阳/阳明 表里热盛而烦渴胃虚	虚羸少气，精气虚衰 气逆欲吐，虚热上炎 竹叶：味辛平，大寒。主胸中痰热，咳逆上气，外清温暑之热
葛根黄芩黄连汤	表阳热/太阳(寸脉独浮) 里阳热/阳明 (下利，汗出而喘)	脉促(寸脉独浮，关尺皆沉)，表未解，表阳 不恶寒，身热，汗出而喘，利不止，为热蒸于内，里阳 葛根：解肌热于外，治表阳 黄芩、黄连：除烦热于内，治里阳 上述三药合用：可治太阳阳明合病下利 甘草：和诸药而缓急迫

太阳 + 少阳

表 10 太阳+少阳

方	证	症(附:药证相对)
柴胡桂枝汤	半表半里阳/少阳(小柴胡汤) 太阳中风/太阳(桂枝汤)	微恶寒、发热、支节烦痛,太阳中风/太阳 心下支结(胸胁苦满轻微者)、微呕,半表 半里阳/少阳
(柴胡麻黄汤)		
(柴胡葛根汤)		

表证(太阳或少阴)+ 太阴

表 11 表证(太阳或少阴)+太阴

方	证	症(附:药证相对)
白通汤	表阴/少阴 下利(里阴/太阴)	
葛根加半夏汤葛根汤+小半夏汤	太阳伤寒/太阳麻黄汤证 里阴/太阴(下利或无利而呕)	
桂枝加芍药生姜各一两人参三两新加汤 桂枝汤,加芍药、生姜、人参	太阳太阴合病 胃气虚+津液虚(里阴/太阴轻) 只见脉沉迟,未见厥逆、下利等阴寒重证	身疼痛,表证 脉沉迟,胃气内虚,津液不足,太阴 加补中有力的人参和温中健胃的生姜以复胃气,更加芍药以养津液
桂枝人参汤 桂枝甘草汤、理中汤合方	太阳太阴合病(里阴/太阴重) 见下利不止、心下痞硬等阴寒重证	脉浮,发热,汗出,太阳中风,桂枝甘草汤证 下利不止、心下痞硬,太阴病,理中汤证

续表

方	证	症（附：药证相对）
当归四逆汤 桂枝汤，去生姜加当归、细辛、通草	太阳中风/太阳重血虚(手足外寒重) 里阴/太阴轻(里寒不甚) 未见呕吐下利，或下利清谷等证	脉细欲绝，血虚 手足肢体外寒，血虚 导致因表虚甚，故去生姜减少发汗作用；血虚而加当归，甘温补血通脉。并加通草通利血脉，细辛温里祛化寒饮
当归四逆加吴茱萸生姜汤 当归四逆汤，加吴茱萸、生姜	表阳/太阳中风重血虚(手足外寒重) 里阴/太阴(里寒较重)	外有表证，内有久寒(心腹痛、积冷、疝瘕等) 吴茱萸：治头痛 生姜：治呕逆
半夏散及汤 桂枝甘草汤加半夏	太阳中风/太阳咽中痛(全咽俱痛，较重)或痰涎多者	半夏：辛温，降逆化痰，治属太阴喉咽肿痛 桂枝：辛温，可治"喉痹"，与半夏合用，利咽喉而治肿痛 甘草：缓急止痛
炙甘草汤 桂枝去芍药汤，加人参、麦门冬、生地黄、阿胶、麻仁	里阴/太阴(口不渴) 太阳中风/太阳 里阴/太阴轻气、津血俱虚	心动悸，津液虚而血虚 脉结代，津液虚而血虚 增量甘草、大枣，更加人参大补中气以资血气之源 以生地黄、麦门冬、麻仁、阿胶滋津血于内

阳明＋太阴

表 12　　　　　　　　阳明＋太阴

方	证	症（附：药证相对）
附子泻心汤 泻心汤减量渍之不煎,加附子	里阳/阳明 里阴/太阴 心下痞 上热下寒	心下痞，阳明里热 恶寒、不发热，汗出，汗出津伤里虚而恶寒，已陷阴证，太阴

少阳＋阳明

表13
表13　　　　　　　　　少阳+阳明

方	证	症 （附：药证相对）
柴胡加芒硝汤 小柴胡汤,加芒硝	半表半里阳/少阳 (小柴胡汤) 里阳实/阳明 (大便难/干结)	胸胁满而呕,少阳病 日晡所发潮热,大便难/干结,属阳明病
大柴胡汤	半表半里阳/少阳 (小柴胡汤) 里阳实/阳明 (心下坚、腹满痛)	心下急(按之心下满痛/心下痞硬),郁郁微烦,呕不止/呕吐而下利,少阳、阳明病 舌苔黄,大便干,阳明病
柴胡加龙骨牡蛎汤	半表半里阳/少阳 (小柴胡汤) 里阳实/阳明 热湿 惊神 (气冲、二便不利、心悸烦惊不安)	胸满,少阳病小柴胡汤证 烦惊、小便不利,湿热上结 谵语,邪热扰神明 一身尽重、不可转侧,水气外溢 本方是小柴胡汤去甘草,加治气冲的桂枝,利尿的茯苓,泻下的大黄,镇静安神的龙骨、牡蛎、铅丹,故治少阳阳明并病见气冲、二便不利、心悸烦惊不安者

第一部分

❤ 方证相对：执简驭繁，以应无穷之变

055

第四节 "三大伤寒名家"
胡希恕、刘渡舟、范中林医案例解

对作者而言,最喜欢的现代伤寒三大名家分别是:伤寒"原方派"代表胡希恕(近代的还有曹颖甫)、伤寒"通变派"代表人物刘渡舟(近代还有张锡纯)、伤寒"火神派"代表人物范中林(近代还有郑钦安)。

经方大师胡希恕先生临床处方总是《伤寒论》上原方、原剂量,很少加减。他提出:"方证是辨证的尖端。中医治病有无疗效,其主要关键就是在于方证是否辨得正确。"《方证相对:伤寒辨证论治五步》的主体内容,主要源自胡希恕先生及其弟子冯世纶教授两代经方临床家的理论体系。

刘渡舟教授是中国《伤寒论》研究的学术带头人。刘老推重经方,然而知守善变不落窠臼,不薄时方,兼通诸家,并撷其长,在用方时常有加减或与后世方合方,谓之"古今接轨"。刘老在晚年推崇"方证相对",提出"要想穿入《伤寒论》这堵墙,必须从方证的大门而入"。

"火神派"的代表性人物、同为伤寒大师的范中林先生,善用热药并突破常规重用附子。范老以伤寒"六经"为辨证纲领,善用经方,通治百病。其代表性著作《范中林六经辨证医案选》是"中医火神派"辨证最详、影响最深的火神派医案。

为了能更清晰地解读、学习伤寒大师们的精彩医案,笔者特从三位伤寒大师的数百个医案中,精选出使用最具代表性的20个方剂的医案,在保留原医案内容的基础上,进行"步骤更清晰、逻辑更分明"的重新解读。

特别提醒读者注意的是:为使大家对医案解析的步骤更加层次化,笔者按照临床常用的五步:中医诊断、病机列举、综合分析、方证相对、药证相对,分别对医案进行依次解析。有不少医案常将综合分析、方证相对、药证相对合而为一,此乃这3位伤寒大师的临床习惯,故不强求格式统一。

表 14 　　　　　"六经"代表性方剂（10 个）

表阳 **太阳**	表阴 **少阴**	里阳 **阳明**	里阴 **太阴**	半阳 **少阳**	半阴 **厥阴**
偏实 麻黄汤	麻黄附子甘草汤	实结 大承气汤 瓜蒂散	寒 四逆汤	小柴胡汤	下寒上热 乌梅丸
偏虚 桂枝汤	桂枝加附子汤	只热 白虎汤			

表 15 　　　　　"多纲"代表性方剂（10 个）

气证	血证	水证	虚		主症
			寒热	津血	利
（气痞） 半夏泻心汤 ……	（血瘀） 桃核承气汤 ……	（水证） 五苓散 ……	（热虚烦） 栀子豉汤	（津血虚） 炙甘草汤 ……	（热利） 葛根黄芩黄连汤 ……
		（水+热,结胸） 大陷胸汤 …… （湿+热） 茵陈蒿汤	（寒虚） 小建中汤 ……		
		（湿寒风） 桂枝附子汤 ……			

方证相对：执简驭繁，以应无穷之变

【火神派范 中 林麻黄汤、桂枝汤医案】

郭某，女，24 岁，北京某医院医务人员。

第一步：中医诊断

近 3 年来，常间歇性低热。1976 年 3 月，感冒发烧，曾服用感冒冲剂、四环素等药。其后经常自觉畏寒发热，常患扁桃体炎和关节痛。腋温，一般在 37.4℃~38℃，偶尔在 38℃以上。曾查血沉25mm/h，其他如白细胞和基础代谢均正常。注射卡那霉素后，热暂退，但始终呈间歇性发作。自1978 年初以后，每日皆发热 2 次，体温在 37.5℃上下。虽经治疗，未愈。1979 年 3 月来诊。

[初诊] 3 月 1 日。

今晨自觉畏寒发热，测体温 37.4℃，畏寒发热、身无汗，两膝关节疼痛，面色正常，唇淡红，舌质淡红而润、微紫暗，苔黄夹白较腻，脉浮紧。

第二步：病机列举

脉浮紧，畏寒发热、身无汗，太阳病伤寒，麻黄汤证。

脉浮，病在表。

脉紧，则为寒。

舌质淡红润，苔白，为有寒象。

这种舌质，再加淡黄色苔，参之舌微现紫暗，为陈寒郁滞已久之征。

畏寒，营卫阻滞，失正常之卫外功能故也。

发热，寒邪外束，身之阳气不得宣散故也。

虽发热而不甚，虽间歇性发热，非潮热可比，此非阳明实热。

身无汗，寒主闭藏，使皮毛闭故也。

骨节疼痛，寒邪郁于经脉之间，阳气不舒故也。

第三步:综合分析

《伤寒论》云:"太阳病,头痛发热,身疼腰痛,骨节疼痛,恶风,无汗而喘者,麻黄汤主之。"此为太阳伤寒之主证。柯韵伯曾指出:"麻黄八证……重在发热身疼,无汗而喘。"

本例患者未致肺气郁闭,故无喘证,其余麻黄汤之主证皆备。

第四步:方证相对

第五步:药证相对

此病之初,原为外感风寒之邪,虽迁延三载,但始终缠绵未解,并未传经。转来初诊时,病仍属太阳伤寒表实证,麻黄证具,故不拘其日,仍当发其汗。

法宜开腠发汗、安中攘外,以麻黄汤主之。

处方:麻黄 10 克,桂枝 6 克,甘草 18 克,杏仁 15 克。2 剂。

[二诊] 3 月 3 日。

第一步:中医诊断

服药后,身觉微汗出,恶寒减,舌紫暗渐退,苔白滑根部微黄,脉细微缓。尚有轻微发热。

第二步:病机列举

第三步:综合分析

脉细微缓,恶寒(轻)、发热(轻),微汗出,太阳病中风,桂枝汤证。

第四步:方证相对

太阳病,桂枝汤。

第五步:药证相对

病仍在太阳,营卫失和之象。法宜通阳解表,调和营卫,以桂枝汤加味主之。

处方:桂枝 10 克,白芍 10 克,炙甘草 6 克,生姜 60 克,大枣 10 枚,白薇 12 克。3 剂。

[三诊] 3 月 8 日。

上方服 3 剂后热退。两日来未再低热,试体温 36.7℃。膝关节偶尔有短瞬疼痛,微觉头昏,梦多,此外身无明显不适,舌脉均转正常。

再少进调和营卫之剂,巩固疗效,并嘱其注意饮食起居,避免病情反复。

7 月 17 日随访,患者说:自第 2 诊服药后低热退,至今未再复发,自觉一直良好。

[感悟录]

从中医学看,发热的原因,可归纳为外感和内伤两类。

在外感热病即伤寒病中,发热为主要见证之一。如:

太阳病多恶寒发热。

阳明病多蒸蒸发热或潮热。

少阳病为往来寒热。

少阴病发热则有寒化热化之别,还有兼证及阳气渐复发热之异。

厥阴病发热主要表现在阴阳胜复过程中,有正胜于邪及阳复太过发热等不同。

唯太阴为至阴,所谓“两阴相合,无热可发”。

上述诸发热证,虽性质各不相同,并且不论高热低热,均有一定规律性,皆可按六经辨证施治。

本例患者间歇性低热反复发作,已 3 年之久,但未传经。这样长的时间,始终属太阳表证,似乎不好理解。实际上,后世《伤寒论》注家,对此已有阐发,认为太阳病传变与否,应凭脉证,计日传经之说,不可拘泥。

不过,此证虽未犯他经,却在太阳经内变化;所谓表虚表实,常可相互转化。因此,关键在于严格掌握六经及其传变规律。

本例辨证准确,抓住太阳病恶寒发热这一基本特征,灵活使用麻黄汤和桂枝汤,先后有别,分寸恰当,故使 3 年缠绵之疾,数日内迎刃而解。

【伤寒家胡希恕桂枝汤加附子汤医案】

任某,女,33 岁,首都机场门诊患者,初诊日期 1966 年 3 月 25 日。

第一步:中医诊断

因腰背疼在积水潭医院、北京中医学院附属医院检查均诊断为"脊椎骨质增生"。

近来头晕、头痛、目胀,下肢关节胀疼,手麻,乏力,四肢逆冷,易汗出,恶寒,舌苔白,舌质淡,脉沉细。

第二步:病机列举

恶寒、易汗出、头痛,中风证。

下肢关节胀疼、手麻脉沉细、舌苔白舌质淡、四肢逆冷、乏力,阴虚寒证。

头晕、目胀,表不解,气上冲,桂枝证。

第三步:综合分析

证属在表之阴证,少阴病中风证。

第四步:方证相对

第五步:药证相对

为桂枝加附子汤方证:

桂枝 10 克,白芍 10 克,炙甘草 10 克,生姜 10 克,大枣 4 枚,制附片 10 克。

结果:上药服 3 剂,痛减,四肢逆冷好转。服 1 个月后全身症状好转。

方证相对:执简驭繁,以应无穷之变

【火神派范 中 林麻黄附子甘草汤医案】

叶某,男,68 岁,成都市居民,盲人。

第一步:中医诊断

患者早年双目失明,生活艰苦无人照顾,以致沉疾迁延,病情日益复杂。患慢性气管炎十余年,经常头昏头痛,咳喘痰多,不能平卧;其后,二便失禁五六载,每日大小便约二十余次,每解小便,大便即出,时稀时秘。成都某医院曾诊断为慢性支气管炎并发感染、慢性肠炎、尿道萎缩。经常服用氨茶碱及多种抗生素等,病情未见改善,自觉全身发凉,四肢乏力,恶心呕吐不已。1975 年转某院就诊,曾服清热中药及抗生素后,至深夜,忽感心烦,四肢冰冷,大小便顿失控制,昏迷约半小时方苏醒,数日后又出现口眼歪斜,诊断为“面神经麻痹”。经针灸治疗,口眼歪斜有好转,余证如故。长期病魔缠身,痛苦不可言状。1975 年 12 月来诊。

时腹痛,每日大便频繁,常呈灰白黏液;间有秘结,如筷头状,临厕努挣,憋胀难忍。小便淋漓不尽,量少刺痛,欲解而不畅。咳嗽,痰多、稀白。心累喘急,只能半卧;头昏、头痛,恶寒,乏力,四肢清冷。面色苍白,体虚胖。舌质淡,微紫暗,前半部无苔,舌根部白腻夹黄而厚,脉沉微。

第二步:病机列举

恶寒、头痛,舌质淡润而苔白夹黄,乃太阳外感表实之邪。

脉沉微,恶寒,肢冷,舌质偏淡微现紫暗,苔白厚腻;面苍白,心累、乏力,显系心肾阳衰,气血不足。应属阴、寒、里、虚,病入少阴之证。

腹胀,时痛时止,时利时秘,恶寒无热,口不渴;舌质淡,前半部无苔,舌根部白滑而腻,显然,此为阴盛腹痛胀满之象。腹胀痛之证虽非阴证虚寒所独有,但阳证实热则与此又不同。

多年来时溏时秘,常有便意;秘而并不坚硬,溏而排泄不尽。解小便时,大便憋胀欲行;解大便时,小便复觉淋漓不尽。

由此可知,此证当属少阴寒化,下焦失固之二便失禁无疑。二便失其约制,又与热迫大肠或热结旁流而下利者不同。

病入少阴,必损及心肾与膀胱诸脏腑。以本例而言,其根本首在肾阳虚衰。此乃患者多年以来,诸证蜂起,相互缠绵,迁延不愈之病根。

二便排泄失调,久病之后,肾气日衰,开阖失司故也。

腹胀满,肾累及脾,脾失健运故也。

大便色白,脾湿盛故也。

咳嗽痰多,上泛为痰,阻塞气机故也。

不能平卧,肾之元阳衰微,必影响肺气之肃降,加重气机之不畅故也。

第三步:综合分析

此为太阳寒实郁久,阴邪深结于脏,肺失肃降,肾气内伤,下焦不固,以致二便失常。乃少阴寒化,兼太阳表实证。按太阳少阴同病论治。

第四步:方证相对

单解表则里证不去,单治里则表实不解。为此,投以麻黄附子甘草汤,兼顾阴阳表里。

法宜内护元阳而散寒,外开腠理而固中。

第五步:药证相对

附子与麻黄并用,寒气散而不伤元阳,救其里而及其表;

且以甘草缓之,微发其汗也。

此与单纯治疗少阴虚寒里证,或病仅属太阳表实,脉阴阳俱紧而发汗者,径庭也。

处方:麻黄10克(制),附片30克(久煎),甘草15克。4剂。

上方服4剂,恶寒、咳嗽、头痛等减轻。太阳表寒初解,腹胀、便难等稍有好转。

方证相对:执简驭繁,以应无穷之变

[感悟录]

本例上、中、下三焦,肺、脾、肾、胃、大小肠、膀胱等多脏腑皆已受病,互相连累和交织。

病之症结,在于肾阳虚衰,致使下焦失固,咳喘缠绵。

病邪传变之趋向,为寒湿浸入太阳,日久失治,阳消阴长,邪进正衰;病传少阴,则寒化益深,机体抗病力更弱,以致缠绵数载,变证峰起。

病情虽然如此复杂,由于紧紧抓住六经辨证的基本线索,故其特征、本质和各个阶段之主要症结清晰可见,从而为临床施治提供了可靠的依据。

【伤寒家胡希恕大承气汤医案】

胡希恕先生之好友、同为经方大家的陈慎吾先生,其母高龄患病,陈慎吾先生邀胡老诊治。

第一步:中医诊断

陈母病痢疾,二月不愈,里急后重感强烈。

发热谵语,苔干而黄。

胡老请陈老触其母腹部,则痛而叫苦不迭。

第二步:病机列举

苔干而黄,发热谵语,阳明病。

腹部痛,里实。

第三步:综合分析

第四步:方证相对

第五步:药证相对

断其为大承气汤证。

1剂之后,解下燥屎数枚,落于盆中当当有声,病遂愈。

【伤寒家刘渡舟瓜蒂散医案】

刘渡舟先生在给研究生讲课时,讲了这么一段真实的趣事:

现在是汗法、下法比较常用,吐法不大敢用了。有当一辈子大夫的,吐法一次都没用过。要记住,正气虚、身体不好的,有肺病、结核、心脏病,用这个药可就要注意了。

那时候中医学院有个老师,他的老婆得病了。那天他就来找我,说:"刘老师,这个瓜蒂散怎么个用法?"我也不知道他为什么问,我就给他简要说了说。

好,他回去就给老婆用了。他老婆有点儿像神经官能症,她就吐了。

经过多长时间,这个老师对我说:"这个瓜蒂散太厉害了。"我说:"你怎么知道厉害?"他说:"我给家里的吃了,还真吐了,半个多月没缓过来。"

【伤寒家刘渡舟白虎汤医案】

吕某,男,48岁,农民。

第一步:中医诊断

初秋患外感,发烧不止,体温高达 39.8℃,到本村医务室注射"安基比林"等退烧剂,旋退旋升。四五日后,发热增至 40℃,大渴引饮,时有汗出,而手足却反厥冷,舌绛苔黄,脉滑而大。

第二步:病机列举

脉滑而大,舌绛苔黄,发烧、发热,大渴引饮,时有汗出,热证。

手足厥冷,寒证。

第三步：综合分析

虽发热却手足厥冷，此乃阳明热盛于内，格阴于外，阴阳不相顺接的"热厥"之证。

如果阳热内盛而格阴于外，以致阴阳之气不相顺接，就会形成"热厥"证。且阳热愈盛，阴阳格拒之势越重，则手足厥冷也就愈深，张仲景所谓"热深者，厥亦深；热微者，厥亦微"。

热厥的辨证特点是发热在前，手足厥冷在后。

第四步：方证相对

本案厥冷、发热、口渴，脉滑大，为阳热郁遏于气分，阳气不能外达。正如《伤寒论》所说："伤寒脉滑而厥者，里有热，白虎汤主之"。

治当辛寒清热，生津止渴，以使阴阳之气互相顺接而不发生格拒。

白虎汤大辛大寒，善于清解气分之热，无论伤寒还是温病，凡邪热不解，口渴、脉洪大，或阳热内盛格阴于外、手足厥冷等症，皆可使用。

第五步：药证相对

值得提醒人们注意的是，方中的主药石膏应因证、因时而增损。临床辨证凡属大热弥漫全身，阳明经腑皆热，汗出、口渴者方可放胆使用。对"伤寒脉浮，发热无汗，其表不解"者，则不可使用。否则，易使外邪冰伏不解，变生诸端，则祸不旋踵。

急疏白虎汤：

生石膏30克，知母9克，炙甘草6克，粳米一大撮。

仅服2剂，即热退厥回而病愈。

【伤寒家胡希恕四逆汤医案】

孙某,男性,38 岁,1964 年 4 月 6 日初诊。

第一步:中医诊断

1961 年患无黄疸型肝炎,以后肝功正常,但长期四肢冰冷,时有腹胀,右胁及胃脘疼。

先找西医治疗无效,后求中医多方治疗,效也不明显,审其方药多为疏肝理气之类。

近来症状为:腹胀,饭后明显,时胃脘及胁痛,四肢逆冷,晚上常用热水袋焐脚,但半夜常因冷而醒。

检查:肝大一指,质中硬,轻微压痛,心下有振水声。舌淡苔白,脉沉细。

第二步:病机列举

胃脘及胁痛,四肢逆冷,晚上常用热水袋焐脚,但半夜常因冷而醒,里虚寒甚。

脉沉细,舌淡苔白,心下有振水声,里寒饮停。

第三步:综合分析

此属里虚寒甚,太阴病。

第四步:方证相对

为四逆汤方证:

炙甘草 10 克,干姜 8 克,制附片 15 克。

结果:上药服 3 剂,四肢冷大减,已不用热水袋焐脚,仍腹胀。

第五步:药证相对

上方加枳壳、陈皮、党参。

随证加减,服 3 个月腹胀消。

方证相对:执简驭繁,以应无穷之变

【火神派范中林小柴胡汤医案】

杨某，男，54岁。成都市居民。

第一步：中医诊断

1960年10月来诊。近2年来，每日早餐后发热，体温38℃左右，汗出较多，持续约2小时，热退汗止，即觉畏寒。每日如此。头晕眩，口苦咽干，胸胁满，心中烦躁。舌质红，苔白微黄腻，脉弦数。

经某医院检查，发热原因不明，治疗未见好转。

第二步：病机列举

脉弦，往来寒热，口苦咽干，头晕眩，胸胁苦满，心烦，少阳脉证十分明显。

第三步：综合分析

此为少阳证发热，法宜和解少阳。

第四步：方证相对

以小柴胡汤加减主之。

病虽迁延2年，正如《伤寒论》所称"柴胡证仍在者，先与小柴胡汤"。

第五步：药证相对

又发热汗出，口渴，舌红，为兼有郁热之象。

故去生姜、大枣，加知母、石膏以清之。

又因胸胁苦满较甚，夹有湿邪，加牡蛎、陈皮、茯苓，以渗湿、化滞、散结。

处方：

柴胡24克，黄芩10克，法半夏15克，沙参15克，甘草10克，知母15克，石膏30克，牡蛎24克，陈皮9克，茯苓12克。

上方服1剂，热退，诸证悉减。嘱其停药，调养数日而愈。

其后，患者与范老常来往，知其病未复发。

【火神派范中林乌梅丸医案】

江某,男,39岁。成都市金牛区营门口乡,农民。

第一步:中医诊断

1977年8月下旬,在田间劳动忽感全身难受,四肢发凉,头冒冷汗,腹痛肠鸣。旋即昼夜腹泻,下利频繁,夹脓带血。9月2日急来求诊。

每日下利十余次,便稀带黏冻状,色黄赤,伴有腹痛,里急后重。兼见干呕、心烦、口渴、肢冷。舌质暗淡,尖部稍红,苔黄腻而厚。

第二步:病机列举

干呕、心烦、恶心,舌尖较红,皆为上热。

肢体厥冷,小腹冷痛,下利清稀,间夹乌白冷冻,其下寒诸证尤为明显。

本例上热下寒之证十分明显。厥阴为风木之气,偏盛则风邪上窜。

《素问·太阴阳明论篇》云:"贼风虚邪者,阳受之;食饮不节,起居不时者,阴受之。阳受之,则入六腑;阴受之,则入五脏……入五脏则䐜满闭塞,下为飧泄,久为肠澼。"可见肠澼往往与阴阳乖和有关,并现寒热混淆诸证。

归根到底,其病机在于阴阳之气不能相互贯通。是以上为阳,阳自阳而为热;下属阴,阴自阴而为寒。亦即"厥阴之胜"所致之肠澼。

第三步:综合分析

此为寒热错杂证肠澼,病在厥阴。

第四步:方证相对

法宜祛邪扶正,寒热并用,以乌梅丸主之。

第五步:药证相对

处方：

乌梅 30 克,辽细辛 6 克,干姜 30 克,黄连 12 克,当归 10 克,制附片 60 克(久煎),蜀椒 6 克,桂枝 10 克,党参 12 克,黄柏 10 克。2 剂。忌食油荤、生冷。

上方连进 2 剂,肠澼痊愈。1979 年 6 月随访,患者说:1 年前病愈后,至今未再复发。

[感悟录]

乌梅丸"又主久利",本例并非久利,为何投此方?

一般而论,厥阴之证,非厥即利。久利多属寒热错杂之病,则宜寒温并用之法,力求寒热夹杂之方。

本例虽非久利,因证属厥阴,寒热互见,乌梅丸恰为寒热温补并用、辛酸甘苦兼备之方,正与本例对证,故移用原方而获效。

实际上,古今医家曾将乌梅丸移治多种杂证,尤其对下利之治疗,更有不断扩展。

以《千金方》为例,仿仲景"又主久利"之意,用乌梅、黄连治热利;配附子、干姜等治虚寒性久利。

《圣济总录》以乌梅丸治产后冷热利久不止。

《证治准绳》用本方治胃腑发咳,呕出长虫。

日人雉间焕说:反胃之证,世医难其治,此方速治之,实奇剂也(转引自《论伤寒论初稿》)。

任应秋认为:乌梅丸有强壮胃肠功能和消炎杀虫作用,所以对慢性腹泻病亦有效(《伤寒论语译》)。

不久前,曾有用本方治愈迁延 15 年结肠炎之报道。

可见乌梅丸之应用范围,并不局限于蛔厥与久利,在实践中已有不断发展。

【伤寒家胡希恕半夏泻心汤医案】

程某,女性,33岁,1967年3月7日初诊。

第一步:中医诊断

原有肝炎,近1个月来恶心纳差,心下痞满,腹鸣便溏,舌糜且痛,苔黄,脉细弱。

第二步:病机列举

脉细弱、心下痞满,腹鸣、纳差、便溏,下寒。

舌糜且痛、苔黄、恶心,上热。

第三步:综合分析

证属上热下寒,厥阴病。

第四步:方证相对

治以苦辛开降,与半夏泻心汤。

第五步:药证相对

上热明显,加生石膏:

半夏12克,党参10克,黄芩10克,黄连6克,干姜10克,大枣4枚,炙甘草6克,生石膏45克。

结果:药服3剂病愈。

【伤寒家刘渡舟桃核承气汤医案】

刘某,男,83岁,1993年11月1日初诊。

第一步:中医诊断

有冠心病及心房纤颤病史。两月前不慎跌倒,CT检查诊为脑梗塞,伴脑积水,脑萎缩。

方证相对:执简驭繁,以应无穷之变

【一诊】刻下行路蹒跚，步履维艰，跌仆频频。患者性情急躁，夜寐不安，少腹胀满，小便频数量少；大便干燥，数日一行。舌质紫暗，边有瘀斑，脉大而结，按之不衰。

第二步：病机列举

患者原有心、脑血管疾病，见少腹胀满，性情急躁，夜寐不安，大便干结，舌有瘀斑，脉结等症，符合热与血结的特点。

第三步：综合分析

第四步：方证相对

辨为瘀热与血相结之桃核承气汤证。

故用桃核承气汤以泻下焦之瘀热。

桃核承气汤是张仲景为"太阳蓄血"之轻证而设，其证候特点是："少腹急结，其人如狂。"病机特点是：瘀热结于下焦。所谓"如狂"，成无己解释说："为未至于狂，但不宁耳。"指烦躁不宁、夜寐不安的一类证候。

第五步：药证相对

本方有两味药最有特色，不可不讲。

一是大黄一味，不仅长于泻气分之实热，也善于泻血分之瘀热，与桃仁相伍，活血逐瘀，相得益彰。

二是桂枝一味，既能温通血脉，增强祛瘀之力；又能通太阳之经气，这样不仅有利于药力直达太阳之腑，而且有利于气血荣卫疏通解散，一举而数得。

本方对于血热互结的经闭、子宫肌瘤、产后恶露不下，以及跌打损伤所致的瘀血等症，都有较好的疗效。

服用本方时还须注意，因本证为蓄血结于下焦，故宜空腹服药，以利药力直捣病巢，攻逐瘀热。张仲景方后注所说"先食温服"，即为此意。

桃仁 14 克，桂枝 10 克，炙甘草 6 克，芒硝 3 克（后下），大黄 3 克。3 剂，饭前空腹服。

【二诊】服药后泻下如猪肝色粪便,少腹胀满顿消,纳食增加,夜寐安然。舌仍有瘀斑,脉有结象,又见手足不温而凉。

此为血瘀气滞不相顺接所致,转方用四逆散加桃仁、红花、丹参以理气解郁,活血化瘀。服5剂,手足转温,舌脉如常,跌仆未发。

【火神派范中林五苓散医案】

何某,男,6个月,成都某局职工之子。

第一步:中医诊断

1960年8月。患儿连日来,哭啼不休,饮食大减,面青黄,体消瘦,父母不知何故。某日突然发现小儿阴囊肿胀,如鸡子大,似水晶重坠,少腹按之有水声,急来求诊。

第二步:病机列举

小儿阴囊肿胀,少腹按之有水声,为水证。

第三步:综合分析

本例小儿水疝,主要为寒湿凝滞阴器,膀胱气化失常,气之所积,久而不散,水液停聚,致阴囊肿痛。此为寒湿凝聚,经脉不通,气滞于下,水湿浸渍于阴囊。

第四步:方证相对

法宜化气行水,温肾散寒,以五苓散加味主之。

第五步:药证相对

处方:

猪苓6克,茯苓6克,泽泻6克,白术6克,桂枝6克,上肉桂3克。

上方服1剂,肿胀消,疼痛止。

[感悟录]

疝病之名，始于《内经》。但与今日西医所谓之疝气，含义不尽相同。后世医家对疝病的命名更加繁多，但对其发病尤侧重于厥阴肝经，故有"诸疝皆归肝经"之说，治法多以温肝疏木为主。但对于具体案例，还要进行具体分析。如本例疝病属于太阳证水蓄之疝，以五苓散主之。不仅小儿或男子水疝可用，妇女类似之病变亦可移用。

如一青年妇女，小腹凉麻，下阴重坠，阵阵抽引疼痛。

范老从手足太阳同时入手，以五苓散加重二桂于利水之中，大宣阳气，药服2剂亦愈。

【火神派范中林大陷胸汤医案】

钟某，男，45岁，成都市某厂工人。

第一步：中医诊断

有胃痛病史。月余前曾感受风寒，自觉身不适。面部及全身水肿，皮肤明显变黄。胃脘及胸胁胀痛，大便秘结。

曾按胃痛治疗，病势不减。1960年10月来诊。

[一诊] 胸胁及胃脘疼痛，胸脘之间，触之微硬而痛甚，胸部如塞，呼吸不利，口渴不欲多饮，大便已3日未行。舌质红，苔白黄腻。

第二步：病机列举

感受风寒，太阳证。

舌质红，苔白黄腻。口渴，大便秘结，阳明证。

胸脘之间，触之微硬而痛甚，水热结胸证。

第三步:综合分析

此为太阳阳明证结胸。

第四步:方证相对

法宜泄热逐水,破结通腑,以大陷胸汤主之。

第五步:药证相对

处方:

大黄3克,芒硝3克,甘遂3克(冲服)。

1剂,日分3服,得快利,止后服。

[二诊] 服2次,得微利;3次后,得快利。胸胁及胃脘胀痛顿减,水肿及余证明显好转。

遂停服上方,少进清热、化湿之品,以善其后。

约半月病愈。半年后追访,身体已康复。

【伤寒家刘渡舟茵陈蒿汤医案】

刘某,男,14岁。

第一步:中医诊断

春节期间过食肥甘,又感受时邪,因而发病。症见周身疲乏无力,心中懊𢙐,不欲饮食,并且时时泛恶,小便短黄,大便尚可。此病延至两日,则身目发黄,乃到某医院急诊,认为是"急性黄疸型肝炎",给中药6包,嘱每日服1包,服至4包,症状略有减轻,而黄疸仍然不退,乃邀刘老诊治。

此时,患童体疲殊甚,亦不能起立活动,右胁疼痛,饮食甚少,频频呕吐,舌苔黄腻,脉弦滑数。

第二步:病机列举

脉弦滑数,舌苔黄腻,心中懊恼,不欲饮食,并且时时泛恶,频频呕吐,小便短黄,身目发黄,右胁疼痛,辨为肝胆湿热蕴郁不解之证。

疲乏无力,体疲殊甚,看之似虚,实为湿毒所伤之甚。

第三步:综合分析

凡湿热郁蒸,热大于湿而发黄者,均可用"茵陈蒿汤"治疗。

第四步:方证相对

湿热相蒸发生黄疸,在治疗上有汗、清、下之别。

本案发黄湿热并重而兼里有结滞,故选用茵陈蒿汤治疗。

由于湿热黏腻,胶结难解,治疗时还可用一味茵陈蒿煎汤代茶,时时呷服,更为理想。

本证如出现周身乏力,切不可认为体虚而误用补益气血之品,湿热一退,肝能疏泄条达,则体力自可恢复。

第五步:药证相对

因有右胁疼痛,频频呕吐,涉及肝胆气机不利,故又加柴胡、黄芩、半夏、生姜以疏利肝胆,和胃止呕。

必须注意的是:茵陈蒿宜先煎,大黄、栀子则后下,以发挥其退黄作用。

病家揽方而问刘老:病人虚弱已甚,应开补药为是,而用大黄何耶?

刘老答曰:本非虚证,而体疲乏力者,为湿热所困,乃"大实有羸状"之候,待湿热一去,则诸症自减,如果误用补药,则必助邪为虐,后果将不堪设想。

为疏:

柴胡12克,黄芩9克,半夏10克,生姜10克,大黄6克,茵陈蒿30克(先煎),生山栀10克。

上方服3剂,即病愈大半,又服3剂。

后改用茵陈五苓散利湿解毒,乃逐渐痊愈。

【火神派范 中 林桂枝附子汤医案】

杨某,女,60岁,四川省温江县永宁乡,农民。

第一步:中医诊断

既往有风湿痛史。1974年8月初,身觉不适,畏寒,头昏,身痛。某日正弯腰时,忽感腰部剧烈疼痛,不能伸直,头上直冒冷汗,遂倒床不起。邀范老诊治。

第二步:病机列举

腰痛如割,不能转侧,身觉阵阵畏寒发热,手脚麻木。面色青暗,唇乌,舌质微红,苔白滑腻,触双手背微凉,脉浮虚,此为太阳证,风湿相搏,卫阳已虚。

第三步:综合分析

太阳证风湿。法宜温经散寒,祛风除湿。

第四步:方证相对

以桂枝附子汤主之。

《伤寒论》指出:"伤寒八九日,风湿相搏,身体疼烦,不能自转侧,不呕不渴,脉浮虚而涩者,桂枝附子汤主之。"

本例诸证与上条基本吻合,故按原方投之,仅药量斟酌变化。

第五步:药证相对

加重桂枝,发散在表之风寒,通阳化气;

配以生姜,使风邪从皮毛而出;

加重附子,温经逐寒止痛,助肾阳,而立卫阳之基;

佐以炙甘草、红枣,益中州、和营卫,则三气除而搏自解。

处方:

桂枝15克,制附片60克,(久煎,一个半小时),生姜30克,炙甘草10克,红枣30克。4剂。

上方连服4剂后,诸证悉减。再服4剂,基本痊愈。从此行走、劳动如常。1979 年 6 月追访,患者谈及 5 年前病愈以后,未再复发。

【伤寒家胡希恕栀子豉汤医案】

胡希恕老先生曾经向弟子讲述医案:

第一步:中医诊断

昔时邻居老工人尹某,一日来告。谓经过钡餐造影检查,确诊为食道憩室,请我治疗。

因笑答曰:食道憩室我未曾见过,请告所苦。

据述只觉食道阻塞,心烦不宁。

第二步:病机列举

食道阻塞,为里实。

心烦不宁,里热上扰。

第三步:综合分析

为阳明里热上扰心神,为栀子豉汤方证。

第四步:方证相对

第五步:药证相对

因与栀子豉汤 3 服后,证大减,但食时尚觉不适。续服二十余剂,症全消失。后再进行钡剂造影检查,未再见憩室形象。

【火神派范 中 林小建中汤医案】

郝某,女,22岁,重庆市某厂管理员。

第一步:中医诊断

1959年7月,因高热昏迷。送往某医院急诊。经用退热药,高烧不减,再以物理降温,仍无效。未明确诊断。遂出院,请中医治疗,当日服药2剂热退,渐清醒。但次日晚又陷入昏迷。送某医院抢救,当即下病危通知,亦未能确诊。

急邀某老中医会诊,服中药后,病情又逐渐好转。老中医认为,脑中有瘀滞。转某医学院检查拍片,果然发现颅内确有瘀血,遂手术脱险。一月后,手足抽搐,下半身发凉;出院用中药医治,断续有五六年之久,其效不显。1965年专程来蓉求诊。

右半身手足抽掣,发作时口眼歪斜。每月约五六次,抽搐前有预兆,先觉右侧身麻。近几年来,特别畏寒,六月炎暑,身穿毛衣,四肢仍厥冷。月经不定期,色暗淡。视力减退,恍惚不清,记忆与反应力均显著减弱、迟钝。神疲,纳呆。舌淡,少苔而灰白,脉沉细。

第二步:病机列举

脉沉细,舌淡,畏寒,四肢厥冷,神疲,半身及手足抽引,辨证应属太阴、少阴脾肾阳虚。

手足抽掣,口眼歪斜,辨病应属痉病。此为大病之后,气血亏损而致痉。气血皆虚,筋脉抽动拘急,发为痉病。正如《素问·至真要大论篇》云:"诸寒收引,皆属于肾"。《灵枢·经筋第十三》云:"足少阴之筋",其病"主痫瘛及痉"。

第三步:综合分析

太阴、少阴;气血虚。

其中,气血虚为主。

第四步:方证相对

第五步：药证相对

宜先温中健脾，调和气血。

以小建中汤主之。

处方：

桂枝 12 克，炙甘草 6 克，白芍 15 克，生姜 30 克，红枣 15 克，饴糖 60 克（兑服）。6 剂。

服上方 6 剂，十日来，手足抽掣只发作过 1 次，发作前身麻减轻，精神和食欲均有好转。

【伤寒家**胡希恕**炙甘草汤医案】

张某，女性，32 岁，1965 年 3 月 12 日初诊。

第一步：中医诊断

心悸气短 5 年多，在哈尔滨市诊断为"风湿性心脏病"，住院治疗 5 个月，关节疼痛缓解，但仍心慌惊悸，多梦，少劳即喘，二便如常，两颧红，苔白，舌有瘀点，脉沉细结代。

第二步：病机列举

多梦，少劳即喘，二便如常，两颧红，苔白，舌有瘀点，表里俱虚、津血虚而夹瘀。

脉沉细结代，心慌惊悸，津血虚。

第三步：综合分析

证属表里俱虚，久致津血虚，血不养心。

第四步：方证相对

治以调和营卫，补津生血，与炙甘草汤。

第五步：药证相对

养心安神，加龙牡：

生地黄 30 克,麦门冬 12 克,火麻仁 10 克,炙甘草 10 克,党参 10 克,桂枝 6 克,生姜 10 克,大枣 8 枚,生龙牡各 15 克,阿胶 10 克(烊化)。

结果:上药服用 2 个月,心慌心悸好转,走五六里地不感气喘,来信告之参加工作。

【伤寒家胡希恕葛根黄芩黄连汤医案】

彭某,女性,30 岁,1965 年 8 月 26 日初诊。

第一步:中医诊断

前天中午吃葡萄,晚上又受凉,今早感无力,腿酸口渴,喝了 4 杯热茶,即觉身热恶寒。下午心烦汗出,腹痛腹泻 3 次,而来门诊,苔白腻,脉滑数寸浮。

第二步:病机列举

脉滑数寸浮,恶寒,汗出,表阳。

身热,口渴,心烦,腹痛腹泻,阳明。

苔白腻,无力,腿酸,为汗出、利下津伤。

第三步:综合分析

证属太阳阳明合病,为葛根芩连汤的适应证。

第四步:方证相对

第五步:药证相对

葛根 24 克,黄芩 10 克,黄连 6 克,炙甘草 6 克。

结果:上药服 1 剂后,腹痛腹泻减,3 剂后症已。

第二部分

张仲景医案

辨证论治解析

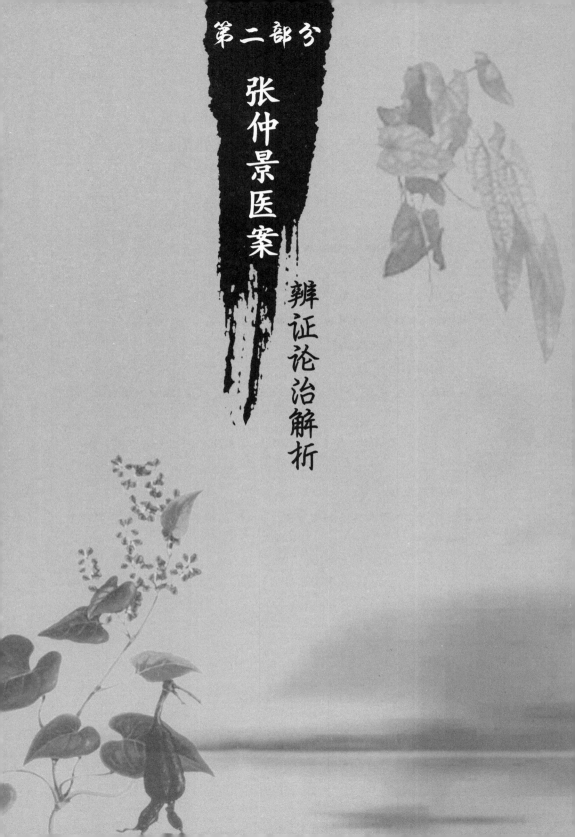

第一节　辨太阳病脉证并治(上)

(起 1 条迄 30 条)

1. 太阳之为病,脉浮,头项强痛而恶寒。

　　脉浮;恶寒;头项强痛;

　　太阳病 。

2. 太阳病,发热,汗出,恶风,脉缓者,名为中风。

　　脉浮缓;恶风,发热;汗出,

　　太阳病中风 。

3. 太阳病,或已发热,或未发热,必恶寒,体痛,呕逆,脉阴阳俱紧者,名曰
　　伤寒。

　　脉寸关尺俱浮紧;恶寒,或已发热或未发热;无汗(汗不出);体痛;呕
逆,

　　太阳病伤寒 。

4. 伤寒一日,太阳受之。脉若静者,为不传。颇欲吐,若躁烦,脉数急者,
　　为传也。

　　病一日,

　　常发 太阳病 。

　　脉静,

　　为不传;

　　脉数急,

　　为传也。

　　颇欲吐,

　　多为 少阳病 也;

躁烦，

多为 阳明病 也。

5. 伤寒二三日，阳明少阳证不见者，为不传也。

伤寒二三日，(往往由表传里，太阳病传阳明病、少阳病)阳明病、少阳病证不

见，

为不传也。

6. 太阳病，发热而渴，不恶寒者为温病。

若发汗已，身灼热者，名曰风温。风温为病，脉阴阳俱浮，自汗出，身重，

多眠睡，鼻息必鼾，语言难出。

若被下者，小便不利，直视，失溲。

若被火者，微发黄色，剧则如惊痫，时瘛疭，若火熏之。

一逆尚引日，再逆促命期。

发热，不恶寒；渴，

为温病 / 阳明病外证 ，治宜 白虎汤 。

[温病若发汗已]

脉尺寸俱浮；身灼热；自汗出；身重；多眠睡，鼻息鼾，语言难出，

名曰风温，属 阳明病 。

[风温若被下]

小便不利，直视，失溲，

阳明病 。

[风温若被火]

微发黄色；剧则若火熏之，如惊痫，时瘛疭，

阳明病 。

一逆尚引日，再逆促命期。

7. 病有发热恶寒者，发于阳也；无热恶寒者，发于阴也。

发于阳者，七日愈。发于阴者，六日愈。以阳数七，阴数六故也。

恶寒，发热，

发于 太阳病 也；

只恶寒，无热，

发于 少阴病 也。

8. 太阳病，头痛至七日以上自愈者，以行其经尽故也。若欲作再经者，针足阳明，使经不传则愈。

9. 太阳病欲解时，从巳至未上。

10. 风家，表解而不了了者，十二日愈。

11. 病人身大热，反欲得衣者，热在皮肤，寒在骨髓也；身大寒，反不欲近衣者，寒在皮肤，热在骨髓也。

身大热，欲得衣，

热在皮肤，寒在骨髓也， 阴性病 。

身大寒，不欲近衣，

寒在皮肤，热在骨髓也， 阳性病 。

12. 太阳中风，阳浮而阴弱，阳浮者，热自发，阴弱者，汗自出。啬啬恶寒，淅淅恶风，翕翕发热，鼻鸣干呕者，桂枝汤主之。

脉轻取为浮、脉重取为弱；啬啬恶寒、淅淅恶风，翕翕发热；汗出；鼻鸣，干呕；

太阳病中风 ， 桂枝汤 主之。

13. 太阳病，头痛，发热，汗出，恶风，桂枝汤主之。

【桂枝汤】

桂枝(去皮)三两，芍药三两，甘草(炙)二两，生姜(切)三两，大枣(擘)十二枚。

上五味，㕮咀三味，以水七升，微火煮取三升，去滓，适寒温，服一升。服已须臾，啜热稀粥一升余，以助药力，温覆令一时许，遍身漐漐微似有汗者益佳，不可令如水流漓，病必不除。若一服汗出病差，停后服，不必尽剂。若不汗，更服依前法。又不汗，后服小促其间，半日许令三服尽。若病重者，一日一夜服，周时观之，服一剂尽，病证犹在者，更作服。若不汗出，乃服至二三剂。禁生冷、黏滑、肉面、五辛、酒酪、臭恶等物。

恶风,头痛,汗出;发热;

$\boxed{\text{太阳病}}$,$\boxed{\text{桂枝汤}}$主之。

14. $\boxed{\text{太阳病}}$,项背强几几,反汗出恶风者,桂枝加葛根汤主之。

【桂枝加葛根汤】

　　葛根四两,桂枝(去皮)三两,芍药三两,生姜(切)三两,甘草(炙)二两,大枣(擘)十二枚,麻黄(去节)三两。

　　上七味,以水一升,先煮麻黄、葛根减二升,去上沫,内诸药,煮取三升,去滓,温服一升。覆取微似汗,不须啜粥,余如桂枝法将息及禁忌。

恶风;汗出;项背强几几,

$\boxed{\text{太阳病中风+项背强几几}}$,$\boxed{\text{桂枝加葛根汤}}$主之。

15. $\boxed{\text{太阳病}}$,下之后,其气上冲者,可与桂枝汤,方用前法。若不上冲者,不得与之。

[太阳病,下之后]

脉浮;恶寒;发热,汗出,气上冲,

$\boxed{\text{太阳病中风+气上冲}}$,可与$\boxed{\text{桂枝汤}}$。若不上冲者,不得与之。

16. 太阳病三日,已发汗,若吐、若下、若温针,仍不解者,此为坏病,桂枝不中与之也。观其脉证,知犯何逆,随证治之。

知犯何逆或不知犯何逆,观其"脉症",随"证"治之。

16(续). 桂枝本为解肌,若其人脉浮紧,发热汗不出者,不可与之也,常须识此,勿令误也。

脉浮紧;发热,汗不出,

$\boxed{\text{太阳病伤寒}}$,$\boxed{\text{麻黄汤}}$主之。不可与桂枝汤也,桂枝汤本为解肌。常须识此,勿令误也。

17. 若酒客病,不可与桂枝汤,得之则呕,以酒客不喜甘故也。

酒客病(发热、汗出等),

蕴湿蕴热,为里热证,属$\boxed{\text{阳明病}}$,不可与桂枝汤。

湿热内蕴,不可服甘温之剂,所以若服桂枝汤则可致吐或有吐脓血之变。

18. 喘家作,桂枝汤,加厚朴、杏子佳。

脉浮;恶寒;发热、汗出;喘,

太阳病中风+喘 , 桂枝汤加厚朴、杏子 。

19. 凡服桂枝汤,吐者,其后必吐脓血也。

20. 太阳病,发汗,遂漏不止,其人恶风,小便难,四肢微急,难以屈伸者,桂枝加附子汤主之。

[太阳病中风,误用麻黄汤发汗,遂]

恶风;汗漏不止;小便难;四肢微急难以屈伸,

少阴病 , 桂枝加附子汤 主之。

21. 太阳病,下之后,脉促,胸满者,桂枝去芍药汤主之。

【桂枝去芍药汤】

桂枝(去皮)三两,甘草(炙)二两,生姜(切)三两,大枣(擘)十二枚。

上四味,以水七升,煮取三升,去滓,温服一升。本云:桂枝汤,今去芍药,将息如前法。

[太阳病,误下之后]

脉促(关以上浮,关以下沉),胸满(比"气上冲"为甚),

太阳病 , 桂枝去芍药汤 主之。

22. 若微,寒者,桂枝去芍药加附子汤主之。

[太阳病,误下之后]

脉微,恶寒,胸满,

少阴病 , 桂枝去芍药加附子汤 主之。

23. 太阳病,得之八九日,如疟状,发热恶寒,热多寒少,其人不呕,清便欲自可,一日二三度发,脉微缓者,为欲愈也;

[太阳病,得之八九日]

脉微缓(不是又微又缓,而是稍稍有些缓);发热,恶寒,热多寒少,如
疟状,一日二三度发;不呕;清便欲自可,

发热、恶寒为太阳病;一日二三度发寒热如疟状为 桂枝汤证 ,不呕为
未传少阳;清便欲自可为未传阳明;热多寒少、脉微缓为邪少、表证渐退,
为欲愈也。

23(续). 脉微而恶寒者,此阴阳俱虚,不可更发汗更下更吐也。

脉微;恶寒,无发热,

此表里俱虚, 少阴病 ,不可更发汗、更下、更吐也。宜用解表剂加亢奋
剂附子。

23(续). 面色反有热色者,未欲解也,以其不能得小汗出,身必痒,宜桂枝
麻黄各半汤。

【桂枝麻黄各半汤】

桂枝(去皮)一两十六铢,芍药、生姜(切)、甘草(炙)、麻黄(去节)各一两,大枣
(擘)四枚,杏仁(汤浸,去皮尖及两仁者)二十四枚。

上七味,以水五升,先煮麻黄一二沸,去上沫,内诸药,煮取一升八合,去滓,温服
六合。本云:桂枝汤三合,麻黄汤三合,并为六合,顿服。将息如上法。

脉微缓;发热,恶寒,热多寒少,一日二三度发如疟状;无汗;面色有热
色(红色,即缘缘正赤);身痒,

一日二三度发寒热如疟状为桂枝汤证;无汗为麻黄汤证。未欲解也。
以其不能得小汗出,身必痒, 太阳病 , 桂枝汤证+麻黄汤证 ,宜 桂枝麻
黄各半汤 。

24. 太阳病,初服桂枝汤,反烦不解者,先刺风池、风府,却与桂枝汤则愈。

[太阳病桂枝汤证,初服桂枝汤,反烦不解。这是邪盛气滞,药力受阻之故]

太阳病 ,先刺风池、风府,却与 桂枝汤 则愈。

25. 服桂枝汤,大汗出,脉洪大(胡希恕先生认为当是"脉浮")者,与桂枝汤,如前
法。若形似疟,一日再发者,汗出必解,宜桂枝二麻黄一汤。

> **【桂枝二麻黄一汤】**
>
> 桂枝(去皮)一两十七铢,芍药一两六铢,麻黄(去节)十六铢,生姜(切)一两六铢,杏仁(去皮尖)十六个,甘草(炙)一两二铢,大枣四枚(擘)。
>
> 上七味,以水五升,先煮麻黄一二沸,去上沫,内诸药,煮取二升,去滓,温服一升,日再服。本云:桂枝汤二分,麻黄汤一分,合为二升,分再服。今合为一方,将息如前法。

[太阳中风,服桂枝汤]

脉浮,大汗出,

与 桂枝汤 ,如前法。

无汗;一日再(二次)发寒热,形似疟,

定时发寒热为桂枝汤证;无汗为麻黄汤证。 太阳病 ,(复)汗出必解,宜 桂枝二麻黄一汤 。

26. 服桂枝汤,大汗出后,大烦渴不解,脉洪大者,白虎加人参汤主之。

> **【白虎加人参汤】**
>
> 知母六两,石膏(碎,绵裹)一斤,甘草(炙)三两,粳米六合,人参三两。
>
> 上五味,以水一斗,煮米熟,汤成去滓,温服一升,日三服。

脉洪大,大汗出,大渴而烦,

阳明病 , 白虎加人参汤 主之。

27. 太阳病,发热恶寒,热多寒少,脉微弱者,此无阳也,不可发汗,宜桂枝二越婢一汤。

> **【桂枝二越婢一汤】**
>
> 桂枝(去皮)、芍药、麻黄、甘草(炙)各十八铢,大枣(擘)四枚、生姜(切)一两二铢、石膏二十四铢(碎,绵裹)。
>
> 上七味,以水五升,煮麻黄一二沸,去上沫,内诸药,煮取二升,去滓,温服一升。本

云:当裁为越婢汤,桂枝汤,合之,饮一升,今合为一方,桂枝汤二分,越婢汤一分。

脉微弱,发热,恶寒,热多寒少,

此无津也, 太阳病 转属 阳明病 ,不可发汗,宜 桂枝二越婢一汤 。

28. 服桂枝汤,或下之,仍头项强痛,翕翕发热,无汗,心下满微痛,小便不利者,桂枝去桂加茯苓白术汤主之。(胡希恕认为,本条当改为桂枝去芍药加茯苓白术汤为是。因表证仍在,去桂将何以为治?故从)

【桂枝去桂加茯苓白术汤】

桂枝三两、甘草(炙)二两,生姜(切)三两,茯苓、白术各三两,大枣(擘)十二枚。

上六味,以水八升,煮取三升,去滓,温服一升。小便利则愈。本云:桂枝汤,今去桂加茯苓、白术。

[汗、下伤津,仍]

头项强痛,翕翕发热,无汗,心下满微痛,小便不利,

太阳病+太阴病(蓄水在里) , 桂枝去芍药加茯苓白术汤 主之。

29. 伤寒脉浮,自汗出,小便数,心烦,微恶寒,脚挛急,反与桂枝,欲攻其表,此误也。得之便厥,咽中干,烦躁吐逆者,作甘草干姜汤与之,以复其阳;若厥愈、足温者,更作芍药甘草汤与之,其脚即伸;若胃气不和,谵语者,少与调胃承气汤;若重发汗,复加烧针者,四逆汤主之。

【甘草干姜汤】

甘草(炙)四两,干姜二两。

上二味,以水三升,煮取一升五合,去滓,分温再服。

【芍药甘草汤方】

芍药、甘草(炙)各四两。

上二味,以水三升,煮取一升五合,去滓,分温再服。

【调胃承气汤方】

大黄(去皮,清酒浸)四两,甘草(炙)二两,芒硝半斤。

第二部分 『张仲景医案』辨证论治解析

091

上三味，以水三升，煮取一升，去滓，内芒硝更上火微煮，令沸，少少温服。

【四逆汤】

甘草二两(炙)，干姜一两半，附子一枚(生用，去皮，破八片)。

上三味，以水三升，煮取一升二合，去滓，分温再服，强人可大附子一枚，干姜三两。

脉浮，微恶寒，自汗出，小便数，心烦，脚挛急，

少阴病，小便数，不可发汗。

[误服桂枝汤发汗而增]

烦躁、咽中干、吐逆、肢厥，

转属太阴病，甘草干姜汤，以复其津。

厥回足温，

太阴病，与 芍药甘草汤，治脚挛急。

诸症愈，胃气不和，

阳明病，与 调胃承气汤，和其胃。

30. 问曰：证象阳旦，按法治之而增剧，厥逆，咽中干，两胫拘急而谵语。师曰言夜半手足当温，两脚当伸。后如师言。何以知此？答曰：寸口脉浮而大，浮为风，大为虚，风则生微热，虚则两胫挛，病形象桂枝，因加附子参其间。增桂令汗出，附子温经，亡阳故也。厥逆，咽中干，烦躁，阳明内结，谵语烦乱，更饮甘草干姜汤。夜半阳气还，两足当热，胫尚微拘急，重与芍药甘草汤，尔乃胫伸。以承气汤微溏，则止其谵语，故知病可愈。

本段承上文，又对应加以阐释，亦当有小便数一症，再见小便数者，绝不可发汗。

用桂枝汤不行，用桂枝加附子汤更不行。为治，见上条。

第二节　辨太阳病脉证并治(中)

(起31条迄127条)

31. **太阳病,项背强几几,无汗,恶风,葛根汤主之。**

　　脉浮;恶寒,恶风;无汗;项背强几几,

　　| 太阳病伤寒+项背强几几 | , | 葛根汤 | 主之。

32. **太阳与阳明合病者,必自下利,葛根汤主之。**

　　脉浮紧;恶寒;发热;无汗;下利,

　　| 太阳病伤寒(合阳明病) | , | 葛根汤 | 主之。

　　脉浮弱;恶寒;有汗;下利,

　　| 太阳病中风(合阳明病) | , | 桂枝加葛根汤 | 主之。

33. **太阳与阳明合病,不下利,但呕者,葛根加半夏汤主之。**

　　脉浮;恶寒;有汗或无汗;不下利或下利;呕,

　　| 太阳病+太阴病(合阳明病) | , | 葛根加半夏汤 | 主之。

34. **太阳病,桂枝证,医反下之,利遂不止,脉促者,表未解也;喘而汗出者,葛根黄芩黄连汤主之。**

　　[太阳病中风,下之]

　　脉促(寸浮而关以下沉);汗出而喘;利不止;

　　脉促者,表未解也。| 太阳病合阳明病 | , | 葛根黄芩黄连汤 | 主之。

35. **太阳病,头痛,发热,身疼,腰痛,骨节疼痛,恶风,无汗而喘者,麻黄汤主之。**

　　脉浮紧;恶风,发热;无汗而喘;头痛,身疼,腰痛,骨节疼痛,

　　| 太阳病伤寒 | , | 麻黄汤 | 主之。

36. 太阳与阳明合病,喘而胸满者,不可下,宜麻黄汤。

恶寒;大便难;喘,胸满;

太阳病(合阳明病轻证),宜 麻黄汤 。不可下。

37. 太阳病,十日以去,脉浮细而嗜卧者,外已解也,设胸满胁痛者,与小柴
胡汤;脉但浮者,与麻黄汤。

[太阳病,十日以去]

脉浮细;嗜卧;胸满,胁痛,少阳病 ,外已解也,与 小柴胡汤 ;

脉但浮而不细,无嗜卧;不胸满,不胁痛,而头痛、身痛……太阳病 ,无
汗,与 麻黄汤 ;有汗,与 桂枝汤 。

38. 太阳中风,脉浮紧,发热恶寒,身疼痛,不汗出而烦躁者,大青龙汤主
之。若脉微弱,汗出恶风者,不可服之,服之则厥逆,筋惕肉瞤,此为逆
也。

脉浮紧;恶寒,发热;身疼痛;不汗出;烦躁,

太阳病伤寒+阳明病(烦躁) , 大青龙汤 (麻黄汤+越婢汤)主之。

脉(浮)微弱;(恶寒,)恶风;汗出,

太阳病中风 , 桂枝汤 主之。不可服大青龙汤,服之则厥逆,筋惕肉
瞤,此为逆也。

厥逆,筋惕,肉瞤,

亡津 ,转属 阴证 。

39. 伤寒脉浮缓,身不疼,但重,乍有轻时,无少阴证者,大青龙汤发之。

脉浮缓;恶寒;无汗;烦躁;身不疼,但重,乍有轻时,无少阴病证者,

太阳病+阳明病+水气在表 , 大青龙汤 发之。

少阴病+水气在表 , 麻黄附子甘草汤 主之。

40. 伤寒表不解,心下有水气,干呕发热而咳,或渴,或利,或噎,或小便不
利,少腹满,或喘者,小青龙汤主之。

脉浮;发热;无汗;干呕,咳(或渴,或利,或噎,或小便不利,少腹满,或
喘),

表不解,心下有水气, 太阳病+太阴病(胃有停饮) , 小青龙汤 主之。

41. **伤寒,心下有水气,咳而微喘,发热不渴;服汤已,渴者,此寒去欲解也;小青龙汤主之。**

发热,不渴;咳而微喘;

伤寒,心下有水气, 太阳病+太阴病(胃有停饮) , 小青龙汤 主之。

服 小青龙汤 已,渴者,此寒饮去,病欲解也。

42. **太阳病,外证未解,脉浮弱者,当以汗解,宜桂枝汤。**

[太阳病中风,服麻黄汤。外证未解]

脉浮弱(脉浮不任按,浮于外弱于内),已发过汗而外证未解,

太阳病 ,再以汗解,宜 桂枝汤 。

43. **太阳病,下之,微喘者,表未解也,宜桂枝加厚朴杏子汤。**

[太阳病,下之]

脉浮,恶寒,微喘,

太阳病+喘 ,表未解也,宜 桂枝加厚朴杏子汤 。

44. **太阳病,外证未解,不可下也,下之为逆。欲解外者,宜桂枝汤。**

太阳病中风 ,外证(即桂枝汤证)未解,欲解外者,宜 桂枝汤 ;不可下也,下之为逆。

45. **太阳病,先发汗不解,而复下之,脉浮者不愈。浮为在外,而反下之,故令不愈。今脉浮,故在外,当须解外则愈,宜桂枝汤。**

[太阳病,先发汗不解,而复下之]

脉浮弱,外证仍未解,

浮为在外,当须解外则愈,弱为太阳病经汗下失津, 太阳病 ,宜 桂枝汤 。

46. **太阳病,脉浮紧,无汗发热,身疼痛,八九日不解,表证仍在,此当发其汗。服药已,微除,其人发烦目瞑,剧者必衄,衄乃解。所以然者,阳气重故也。麻黄汤主之。**

脉浮紧;发热;无汗;身疼痛,八九日不解,

<u>太阳病伤寒</u>，此当发其汗，<u>麻黄汤</u>主之。

服药(麻黄汤)已，病微除，仍发烦，目瞑，剧者衄，

所以然者，阳气(津液)重故也。<u>衄乃解</u>。

47. 太阳病，脉浮紧，发热身无汗，自衄者愈。

脉浮紧；发热；身无汗；

<u>太阳病伤寒</u>，自衄者愈。若不愈，<u>麻黄汤</u>主之。

48. 二阳并病，太阳初得病时，发其汗，汗先出不彻，因转属阳明，续自微汗
出，不恶寒。若太阳病证不罢者，不可下，下之为逆，如此可小发汗。

[太阳病，初得时，发其汗，汗先出不彻]

脉浮，不恶寒，续自微汗，

<u>太阳病(并阳明病)</u>，太阳病证不罢者，不可下，下之为逆，如此可小
发汗，<u>桂枝汤</u>。

48(续). 设面色缘缘正赤者，阳气怫郁在表，当解之，熏之。

脉浮，面色缘缘正赤，无汗，

汗不得出，阳气(热)怫郁在表，当解之，<u>太阳病</u>、<u>桂枝二麻黄一汤</u>、
<u>麻黄桂枝各半汤</u>；熏之，如荆芥、青蒿煎汤熏洗，稍稍汗出而解。

48(续). 若发汗不彻，不足言阳气怫郁不得越，当汗不汗，其人躁烦，不知
痛处，乍在腹中，乍在四肢，按之不可得，其人短气，但坐，以汗出不彻
故也。更发汗则愈。何以知汗出不彻，以脉涩(胡希恕改为"脉浮紧")故
知也。

脉浮紧；躁烦；不知痛处，乍在腹中，乍在四肢，按之不可得；短气，但
坐(不汗出而喘)，

脉浮紧，躁烦，以汗出不彻故也。不足言阳气怫郁不得越，更发汗则
愈。<u>太阳病+阳明病+水</u>，<u>大青龙汤</u>。

49. 脉浮数者，法当汗出而愈。若下之，身重心悸者，不可发汗，当自汗
出乃解。所以然者，尺中脉微，此里虚，须表里实，津液自和，便自汗
出愈。

脉浮数,有表证,

太阳病 ,法当汗出而愈。不可下。

[太阳病,若下之]

脉尺中微,身重,心悸,有表证,

此里虚,须表里实,津液自和,便自汗出愈。 太阳病+(太阴)+津虚于

里 ,有自愈之机。如不自愈, 小建中汤 或 新加汤 。

50. 脉浮紧者,法当身疼痛,宜以汗解之;假令尺中迟者,不可发汗。何以知

然? 以荣气不足,血少故也。

脉浮紧,恶寒,无汗,身疼痛,

太阳病伤寒 , 麻黄汤 主之。宜以汗解之;

脉尺中迟,头痛,身重,

血少,荣气不足,不可大发汗。 太阳病里虚不足+太阴 , 桂枝加芍药

生姜人参新加汤 。

51. 脉浮者,病在表,可发汗,宜麻黄汤。

脉浮,无汗,

病在表, 太阳病伤寒 可发汗,宜 麻黄汤 。

52. 脉浮而数者,可发汗,宜麻黄汤。

脉浮数,无汗,

太阳病伤寒 ,可发汗,宜 麻黄汤 。

53. 病常自汗出者,此为荣气和,荣气和者,外不谐,以卫气不共荣气谐和

故尔,以荣行脉中,卫行脉外,复发其汗,荣卫和则愈,宜桂枝汤。

病常自汗出,

以卫气不共荣气谐和故尔,卫行脉外(卫气即气),荣行脉中(荣气即

血)。此为荣气和,荣气和者,外不谐。荣卫和则愈,复发其汗, 太阳病荣卫

不和 ,宜 桂枝汤 。

54. 病人藏无他病,时发热自汗出,而不愈者,此卫气不和也,先其时发汗

则愈,宜桂枝汤。

时发热、自汗出,而不愈,藏无他病,

此卫气不和也,先其时发汗则愈, 太阳病荣卫不和 ,宜 桂枝汤 。

55. **伤寒脉浮紧,不发汗,因致衄者,麻黄汤主之。**

脉浮紧,因汗不出而衄,

太阳病伤寒 , 麻黄汤 主之。

56. **伤寒不大便六七日,头痛,有热者,与承气汤。其小便清者,知不在里,**

仍在表也,当须发汗。若头痛者,必衄,宜桂枝汤。

不恶寒,有热,头痛,不大便六七日,小便色重(红赤),

阳明病里证 ,可与 承气汤类 。

上证若小便清,

知不在里,仍在表也, 太阳病(+阳明病) ,当须发汗,无汗与 麻黄汤 ;

有汗,与 桂枝汤 。

[若服过麻黄汤],

发汗后仍头痛或衄,

头痛为气上冲,宜平冲降逆, 太阳病桂枝汤证 。

57. **伤寒发汗已解,半日许复烦,脉浮数者,可更发汗,宜桂枝汤。**

[太阳病伤寒,服麻黄汤发汗,已解,半日许]

脉浮数,复烦,

太阳病 ,可发汗,宜 桂枝汤 。

58. **凡病,若发汗、若吐、若下、若亡血、亡津液,阴阳自和者,必自愈。**

若发汗、若吐、若下,

则 亡血、亡津液 。阴阳自和者,必自愈。

59. **大下之后,复发汗,小便不利者,亡津液故也。勿治之,得小便利,必自**

愈。

[大下之后,复发汗]

小便不利,

亡津液 故也。勿治之,得小便利,必自愈。

60. 下之后,复发汗,必振寒,脉微细。所以然者,以内外俱虚故也。

[下之后,复发汗]

脉微细,振寒(身体颤抖而恶寒),

内外俱虚故也。转属 少阴病 ,桂枝加附子汤 或 麻黄附子细辛汤 ,
或 麻黄附子甘草汤 ;若转属 太阴病 ,干姜附子汤 或 四逆汤 。

61. 下之后,复发汗,昼日烦躁不得眠,夜而安静,不呕不渴,无表证,脉沉
微,身无大热者,干姜附子汤主之。

┌─────────────────────────────────────┐
│ 【干姜附子汤】   │
│   干姜一两,附子(生用,去皮,切八片)一枚。   │
│   上三味,以水三升,煮取一升,去滓,顿服。   │
└─────────────────────────────────────┘

[下之后,复发汗]

脉沉微;身无大热;昼日烦躁不得眠,夜而安静;不呕;不渴;无表
证,

无表证,又无少阴病、无阳明病, 太阴病 , 干姜附子汤 主之。

62. 发汗后,身疼痛,脉沉迟者,桂枝加芍药生姜各一两人参三两新加汤主
之。

┌─────────────────────────────────────┐
│ 【桂枝加芍药生姜人参新加汤】   │
│   桂枝三两,芍药四两,甘草(炙)二两,人参三两,大枣(擘)十二枚,生姜(切)四 │
│ 两。   │
│   上六味,以水一斗二升,煮取三升,去滓,温服一升。本云:桂枝汤,今加芍药、生姜、 │
│ 人参。   │
└─────────────────────────────────────┘

[发汗后]

脉沉迟,身疼痛,

太阳病+太阴病(里虚) , 桂枝加芍药生姜各一两人参三两新加汤

主之。

63. 发汗后,不可更行桂枝汤。汗出而喘,无大热者,可与麻黄杏仁甘草石膏汤。

> 【麻黄杏仁甘草石膏汤】
>
> 麻黄(去节)四两,杏仁(去皮尖)五十个,甘草(炙)二两,石膏(碎,绵裹)半斤。
>
> 上四味,以水七升,煮取麻黄,减二升,去上沫,内诸药,煮取二升,去滓,温服一升。

[发汗后]

身无大热,汗出(多而稠),喘,

太阳病+阳明病 ,可与 麻黄杏仁甘草石膏汤 ,不可行桂枝汤。

64. 发汗过多,其人叉手自冒心,心下悸欲得按者,桂枝甘草汤主之。

> 【桂枝甘草汤】
>
> 桂枝四两,甘草(炙)二两。
>
> 上二味,以水三升,煮取一升,去滓,顿服。

[发汗过多]

叉手自冒心,心下悸欲得按,

津虚血少而气上冲, 太阳病+表里俱虚 , 桂枝甘草汤 主之。

65. 发汗后,其人脐下悸者,欲作奔豚,茯苓桂枝甘草大枣汤主之。

> 【茯苓桂枝甘草大枣汤】
>
> 茯苓半斤,桂枝四两,甘草(炙)二两,大枣(擘)十五枚。
>
> 上四味,以甘澜水一斗,先煮茯苓,减二升,内诸药,煮取三升,去滓,温服一升,日三服。
>
> 作甘澜水法:取水二斗,置大盆内,以杓扬之,水上有珠子五六千颗相逐,取用之。

[发汗后]

脐下悸,欲作奔豚,

太阳病+太阴病(水停下焦) , 茯苓桂枝甘草大枣汤 主之。

66. 发汗后,腹胀满者,厚朴生姜半夏甘草人参汤主之。

【厚朴生姜半夏甘草人参汤】

厚朴(炙,去皮)半斤,生姜(切)半斤,半夏(洗)半升,甘草(炙)二两,人参一两。

上五味,以水一升,煮取三升,去滓,温服一升,日三服。

[发汗后]

腹胀满,

津伤,虚满,欲转 太阴 , 厚朴生姜半夏甘草人参汤 主之。

67. 伤寒,若吐,若下后,心下逆满、气上冲胸、起则头眩、脉沉紧,发汗则动经,身为振振摇者,茯苓桂枝白术甘草汤主之。

【茯苓桂枝白术甘草汤】

茯苓四两,桂枝三两,白术、甘草(炙)各二两。

上四味,以水六升,煮取三升,去滓,分温三服。

[太阳病,若吐,若下后]

脉沉紧,心下(胃部)逆满(气逆中满,实满)、气上冲胸、起则头眩

太阳病表不解+里饮 ,不可单纯发汗。

[发汗则动经]

身为振振摇,

阳证, 太阳病+太阴病(水饮上逆) , 茯苓桂枝白术甘草汤 主之。

68. 发汗病不解,反恶寒者,虚故也,芍药甘草附子汤主之。

【芍药甘草附子汤】

芍药、甘草(炙)各三两,附子(炮,去皮,破八片)一枚。

上三味,以水五升,煮取一升五合,去滓,分温三服。

[人虚有表证,不可单纯发汗,发汗病不解]

恶寒,四肢拘急或脚挛急,

虚故也, 太阴病 , 芍药甘草附子汤 主之。

69. 发汗,若下之,病仍不解,烦躁者,茯苓四逆汤主之。

[发汗,若下之,病仍不解]

恶寒,脉微,下利,

伤津亡血, 太阴病 , 四逆加人参汤 主之。

恶寒,脉微,小便不利,烦躁,

伤津亡血, 太阴病+水饮 , 茯苓四逆汤 主之。

70. 发汗后恶寒者,虚故也。不恶寒但热者,实也,当和胃气,与调胃承气汤。

[发汗后]

恶寒,

虚故也, 转属虚寒在里的阴证 。

不恶寒但热,

实也,当和胃气, 阳明病 ,与 调胃承气汤 。

71. 太阳病,发汗后,大汗出,胃中干,烦躁不得眠,欲得饮水者,少少与饮之,令胃气和则愈。若脉浮,小便不利,微热消渴者,五苓散主之。

[太阳病,发汗后]

大汗出,欲得饮水,烦躁不得眠,

胃中干,令胃气和则愈。 阳明病 。少少与饮之,饮水多必喘。

脉浮,微热,消渴,小便不利,

太阳病+太阴病(水饮) , 五苓散 主之。

72. 发汗已,脉浮数,烦渴者,五苓散主之。

[发汗已]

　　脉浮数,烦渴,小便不利,

　　太阳病+太阴病(膀胱蓄水),五苓散主之。

73. 伤寒,汗出而渴者,五苓散主之;不渴者,茯苓甘草汤主之。

[太阳病伤寒,汗出]

　　渴,小便不利,

　　太阳病+太阴病(膀胱蓄水),五苓散主之;

　　不渴,小便不利,心下悸、呕逆,

　　太阳病+太阴病(胃有停饮),茯苓甘草汤(桂枝甘草汤加入茯苓、生姜)主之。

74. 中风发热六七日,不解而烦,有表里证,渴欲饮水,水入则吐者,名曰水逆,五苓散主之。

[太阳病中风,六七日不解,]

　　表不解而烦,渴欲饮水,水入则吐,

　　渴欲饮水,水入则吐,名曰水逆,太阳病中风+太阴病(水逆证),五苓散主之。

75. 未持脉时,病人叉手自冒心,师因教试令咳,而不咳者,此必两耳聋无闻也。所以然者,以重发汗,虚故如此。

　　发汗后,饮水多必喘,以水灌之亦喘。(注:此段注释移到71条)

　　叉手自冒心,两耳聋无闻,

　　所以然者,以重发汗,虚故如此。太阳病+表里俱虚,桂枝甘草汤主之。

76. 发汗后,水药不得入口为逆,若更发汗,必吐下不止。发汗吐下后,虚烦不得眠,若剧者,必反覆颠倒,心中懊侬,栀子豉汤主之。若少气者,栀子甘草豉汤主之;若呕者,栀子生姜豉汤主之。

[发汗后]

　　水药不得入口,

　　水逆证;太阳病+太阴病(水逆证),五苓散主之;不可发汗,若更发汗,必吐下不止。

[发汗吐下后]

虚烦不得眠,剧者反覆颠倒,心中懊恼,

$\boxed{阳明病}$, $\boxed{栀子豉汤}$ 主之。

兼有虚怯少气(似喘而非喘),

$\boxed{阳明病}$, $\boxed{栀子甘草豉汤}$ 主之;

兼呕,

$\boxed{阳明病}$, $\boxed{栀子生姜豉汤}$ 主之。

77. 发汗,若下之而烦热,胸中窒者,栀子豉汤主之。

[发汗,若下之]

烦热,胸中窒,

$\boxed{阳明病}$, $\boxed{栀子豉汤}$ 主之。

78. 伤寒五六日,大下之后,身热不去,心中结痛者,未欲解也,栀子豉汤主之。

[太阳病伤寒五六日,大下之后]

身热不去,心中结痛,

$\boxed{阳明病}$, $\boxed{栀子豉汤}$ 主之。

79. 伤寒下后,心烦腹满,卧起不安者,栀子厚朴汤主之。

[太阳病伤寒,下后]

心烦,腹满,卧起不安,

$\boxed{阳明病}$, $\boxed{栀子厚朴汤}$ 主之。

80. 伤寒,医以丸药大下之,身热不去,微烦者,栀子干姜汤主之。

[太阳病伤寒,医以丸药大下之]

身热不去,微烦,利或呕,

$\boxed{阳明病}$, $\boxed{栀子干姜汤}$ 主之。

81. 凡用栀子汤,病人旧微溏者,不可与服之。

旧微溏,

久有微利虚寒,不可与栀子汤。

82. **太阳病发汗,汗出不解,其人仍发热,心下悸,头眩,身𥆤动,振振欲擗地者,真武汤主之。**

[太阳病发汗,汗出不解]

发热,心下悸,头眩,身𥆤动,振振欲擗地,小便不利或频数,

少阴病+太阴病(胃有停饮) ,真武汤 主之。

83. **咽喉干燥者,不可发汗。**

咽喉干燥,咽喉肿痛,

津虚不足,或有内热,不可发汗。

84. **淋家不可发汗,发汗必便血。**

淋家(膀胱尿道病),

津虚液燥,不可发汗,发汗必便血。未发汗时,有用 猪苓汤 、黄芪建
中汤 的机会。

85. **疮家虽身疼痛,不可发汗,汗出则痉。**

疮家,身疼痛,

伤及阴血,津虚,有表证也不可发汗,汗出则痉。

痉,甚则角弓反张,

疮家身疼痛,误发汗。有用 小建中汤加当归 、桂枝加葛根汤 、瓜蒌
桂枝汤 的机会。

86. **衄家不可发汗,汗出必额上陷,脉急紧,直视不能眴,不得眠。**

衄家,

津虚血少 ,不可发汗,汗出更伤津血必额上陷,脉急紧,直视不能眴,
不得眠。

87. **亡血家,不可发汗,发汗则寒慄而振。**

亡血,

不可发汗,发汗则寒慄而振。

寒慄而振,

陷入阴证，有用 黄芪建中汤 、 芍药附子汤加人参四逆汤 、 苓桂术甘汤加当归 的机会。

88. 汗家重发汗,必恍惚心乱,小便已,阴疼,宜禹余粮丸。

[汗家重发汗]

恍惚心乱,小便已,阴疼,

太阴病 ,宜 禹余粮丸 。

89. 病人有寒,复发汗,胃中冷,必吐蛔。

[病人里有寒,复发汗]

吐蛔

太阴+厥阴病 ,宜 理中汤 送 乌梅丸 治之。

90. 本发汗,而复下之,此为逆也。若先发汗,治不为逆;

本先下之,而反汗之,为逆。若先下之,治不为逆。

91. 伤寒,医下之,续得下利清谷不止,身疼痛者,急当救里;后身疼痛,清便自调者,急当救表。救里宜四逆汤,救表宜桂枝汤。

[太阳病伤寒,医下之]

下利清谷不止,身疼痛,

太阴病 ,急当救里,宜 四逆汤 ;

身疼痛,清便自调,大便正常,

里和表未解,急当救表,若 太阳病 宜 桂枝汤 ;若 少阴病 宜解表加附子剂。

92. 病发热头痛,脉反沉,若不差,身体疼痛,当救其里,宜四逆汤。

脉沉,发热,头痛,

少阴病 , 麻黄附子甘草汤 。若不差,

脉沉,身体疼痛,

太阴病 ,当救其里,宜 四逆汤 。

93. 太阳病,先下而不愈,因复发汗,以此表里俱虚,其人因致冒,冒家汗出自愈,所以然者,汗出表和故也。里未和,然后复下之。

[太阳病,先下而不愈,因复发汗]

昏冒(头沉且昏晕),

表里俱虚,汗出自愈。所以然者,汗出表和故也。若未得自汗出而愈,在表的 太阳病 ,宜 桂枝汤 ;在半表半里, 少阳病 ,宜 小柴胡汤 。

大便难,

里未和,然后复下之。 阳明病 ,与 调胃承气汤 。

94. 太阳病未解,脉阴阳俱停,必先振栗,汗出而解;但阳脉微者,先汗出而解;但阴脉微者,下之而解。若欲下之,宜调胃承气汤。

[太阳病未解],

脉阴阳(内外浮沉)俱停(停当、宁静),

太阳病 ,必先振栗(战汗瞑眩状态),汗出而解;

脉浮取微(浮缓弱),

太阳病中风 ,先汗出而解, 桂枝汤 ;

脉沉取微(沉缓弱),便干,

阳明病 ,下之而解。若欲下之,宜 调胃承气汤 。

95. 太阳病,发热汗出者,此为荣弱卫强,故使汗出,欲救邪风者,宜桂枝汤。

脉浮,发热,汗出,

太阳病中风 ,此为荣弱卫强(即阳浮阴弱),故使汗出,欲救邪风者宜 桂枝汤 。

96. 伤寒五六日,中风,往来寒热,胸胁苦满,嘿嘿不欲饮食,心烦喜呕,或胸中烦而不呕,或渴,或腹中痛,或胁下痞硬,或心下悸,小便不利,或不渴,身有微热,或咳者,小柴胡汤主之。

[太阳病中风或伤寒,五六日]

往来寒热,胸胁苦满,嘿嘿不欲饮食,心烦、喜呕,

少阳病 , 小柴胡汤 主之。

97. 血弱气尽,腠理开,邪气因入,与正气相搏,结于胁下,正邪分争,往来寒热,休作有时,嘿嘿不欲饮食,藏府相连,其痛必下,邪高痛下,故使呕也,小柴胡汤主之。服柴胡汤已,渴者属阳明,以法治之。

往来寒热,休作有时;嘿嘿不欲饮食,腹痛、呕,

少阳病 , 小柴胡汤 主之。

[服小柴胡汤已]

渴,

属 阳明病 ,以法治之。

98. 得病六七日,脉迟浮弱,恶风寒,手足温,医二三下之,不能食,而胁下满痛,面目及身黄,颈项强,小便难者,与柴胡汤,后必下重,本渴饮水而呕者,柴胡不中与也,食谷者哕。

[太阳病,得病六七日]

脉迟浮弱,恶风寒,手足温,

里有不足,或里寒有湿, 少阴病 ,若发汗解表, 桂枝加附子汤 。

[医二三下之]

不能食,胁下满痛,面目及身黄,颈项强,小便难,

太阳病+少阳病+水逆+黄疸 , 茵陈五苓散 。

本渴,饮水而呕,

太阳病+太阳病(水逆) ,服 五苓散 。小柴胡汤不中与也,若与小柴胡汤,热除生寒湿,后必下重,食谷者哕。

99. 伤寒四五日,身热恶风,颈项强,胁下满,手足温而渴者,小柴胡汤主之。

[太阳病伤寒,四五日,多传少阳]

身热;恶风;颈项强,胁下满,手足温;渴,

(太阳病+)少阳病(+阳明病) , 小柴胡汤 主之。

100. 伤寒,阳脉涩,阴脉弦,法当腹中急痛,先与小建中汤。不差者,小柴胡汤主之。

【小建中汤】
桂枝(去皮)三两,芍药六两,生姜(切)三两,甘草(炙)二两,大枣(擘)十二枚,胶饴一升。

上六味,以水七升,煮取三升,去滓,温服一升,日三服。呕家不可用小建中汤,以甜故也。

[太阳病伤寒]

脉浮取涩、沉取弦,腹中急痛,

太阳病+里虚寒 ,先与 小建中汤 治腹痛;不差者, 少阳病 , 小柴胡汤 主之。

101. 伤寒中风,有柴胡证,但见一证便是,不必悉具。凡柴胡汤病证而下之,若柴胡证不罢者,复与柴胡汤,必蒸蒸而振,却发热汗出而解。

[太阳病伤寒或中风]

往来寒热,胸胁苦满,嘿嘿不欲饮食,心烦喜呕,但见一证是,不必悉具。

太阳病转 少阳病 , 小柴胡汤 主之

凡小柴胡汤病证而下之,若小柴胡证不罢者,复与 小柴胡汤 ,必蒸蒸而振,却发热、汗出而解(战汗瞑眩)。

102. 伤寒二三日,心中悸而烦者,小建中汤主之。

[太阳病伤寒,二三日],

脉浮,心中悸而烦,或腹中急痛,

太阳病+中虚血少 , 小建中汤 主之。

103. 太阳病,过经十余日,反二三下之,后四五日,柴胡证仍在者,先与小柴胡。呕不止,心下急,郁郁微烦者,为未解也,与大柴胡汤,下之则愈。

【大柴胡汤】

柴胡半斤,黄芩三两,芍药三两,半夏(洗)半升,生姜(切)五两,枳实(炙)四枚,大枣(擘)十二枚。

上七味,以水一斗二升,煮取六升,去滓,再煎,温服一升,日三服。一方,加大黄二两,若不加,恐不为大柴胡汤。

第二部分

『张仲景医案』辨证论治解析

[太阳病,过经十余日,反二三下之,后四五日]

往来寒热,胸胁苦满,嘿嘿不欲饮食,心烦、喜呕,

少阳病 ,小柴胡证,与 小柴胡汤 。

呕不止,心下急,郁郁微烦,大便不通,

为未解也, 少阳病+阳明病 ,与 大柴胡汤 ,下之则愈。

104. 伤寒十三日不解,胸胁满而呕,日晡所发潮热,已而微利。此本柴胡证,下之以不得利,今反利者,知医以丸药下之,此非其治也。潮热者,实也。先宜服小柴胡汤以解外,后以柴胡加芒硝汤主之。

【柴胡加芒硝汤】

柴胡二两十六铢,黄芩一两,人参一两,甘草(炙)一两,生姜(切)一两,半夏(洗)二十铢(本云五枚),大枣(擘)四枚,芒硝二两。

上八味,以水四升,煮取二升,去滓,内芒硝,更煮微沸,分温再服。不解,更作。

[太阳病伤寒,十三日不解]

胸胁满,呕,日晡所(后半晌或傍晚)发潮热,

少阳病+阳明病 , 大柴胡汤 主之。

(服大柴胡汤后),下之而不应利,今反利者,知医以丸药下之,此非其治也。

微利,胸胁满、呕、潮热不除,

少阳病+阳明病+微利 ,先宜服 小柴胡汤 以解外,后以 柴胡加芒硝汤 主之。

105. 伤寒十三日,过经谵语者,以有热也,当以汤下之。若小便利者,大便当硬,而反下利,脉调和者,知医以丸药下之,非其治也。若自下利者,脉当微,厥,今反和者,此为内实也,调胃承气汤主之。

[太阳病伤寒,十三日,过经]

谵语,

以有热也, 阳明病 ,当以汤下之, 调胃承气汤 。

脉调和,小便利,下利,

若小便利者,大便当硬,而反下利,知医以丸药下之,非其治也。若自下利者,脉当微,厥,今反和者,此为内实也,阳明病,调胃承气汤主之。

脉微,厥,小便利,下利,

里虚寒,自下利。太阴病。宜四逆汤。

106. 太阳病不解,热结膀胱,其人如狂,血自下,下者愈。其外不解者,尚未可攻,当先解其外。外解已,但少腹急结者,乃可攻之,宜桃核承气汤。

【桃核承气汤】

桃仁(去皮尖)五十个,大黄四两,桂枝(去皮)二两,甘草(炙)二两,芒硝二两。

上五味,以水七升,煮取二升半,去滓,内芒硝,更上火微沸,下火,先食温服五合,日三服,当微利。

[太阳病不解],

如狂,

热结膀胱,太阳病+下焦蓄血。若血自下,下者愈;

如狂,太阳病证;

其外不解者,尚未可攻,当先解其外。

如狂,少腹急结,无太阳病证;

外解已,但少腹急结,乃可攻之,阳明病+下焦蓄血,宜桃核承气汤。

107. 伤寒八九日,下之,胸满烦惊,小便不利,谵语,一身尽重,不可转侧者,柴胡加龙骨牡蛎汤主之。

【柴胡加龙骨牡蛎汤】

柴胡四两,龙骨、黄芩、生姜(切)、铅丹、人参、桂枝(去皮)、茯苓各一两半,半夏(洗)二合半,大黄二两,牡蛎(熬)一两半,大枣(擘)六枚。

> 上十二味，以水八升，煮取四升，内大黄，切如棋子，更煮一两沸，去滓，温服一升。
> 本云：柴胡汤，今加龙骨等。

[太阳病伤寒，八九日，转属少阳病，而反下之]，

胸满烦惊，小便不利，谵语，一身尽重，不可转侧，

少阳病＋阳明病＋水湿外郁，柴胡加龙骨牡蛎汤 主之。

108. 伤寒，腹满谵语，寸口脉浮而紧，此肝乘脾也，名曰纵，刺期门。

寸口脉浮而紧，腹满，谵语，

太阳病伤寒＋阳明病。

109. 伤寒发热，啬啬恶寒，大渴欲饮水，其腹必满。自汗出，小便利，其病欲解，此肝乘肺也，名曰横，刺期门。

发热，啬啬恶寒；大渴欲饮水，腹满，

太阳病伤寒＋阳明病

自汗出，或，小便利，

其病欲解。

110. 太阳病二日，反躁，反熨其背，而大汗出，大热入胃，胃中水竭，躁烦，必发谵语。十余日，振栗，自下利者，此为欲解也。故其汗从腰以下不得汗，欲小便不得，反呕，欲失溲，足下恶风，大便硬，小便当数而反不数及不多，大便已，头卓然而痛，其人足心必热，谷气下流故也。

[太阳病二日，反躁，反熨其背，而以火迫汗]

大汗出，其汗从腰以下不得汗；躁烦，谵语；欲小便不得，欲失溲，小便不数及不多，大便硬；呕，足下恶风，

大热入胃，胃中水竭，阳明病，调胃承气汤。

十余日，振栗(瞑眩状态)，自下利，

此为欲解也；

已大便(振栗自下利)，头卓然而痛(瞑眩状态)，足心热，

其人足心必热,谷气下流故也。此为欲解也。

111. **太阳病中风,以火劫发汗,邪风被火热,血气流溢,失其常度。两阳相熏灼,其身发黄。阳盛则欲衄,阴虚小便难。阴阳俱虚竭,身体则枯燥,但头汗出,剂颈而还,腹满微喘,口干咽烂,或不大便,久则谵语,甚者至哕,手足躁扰,捻衣摸床。小便利者,其人可治。**

[太阳病中风,以火劫发汗,邪风被火热,血气流溢,失其常度,两阳相熏灼]

身发黄。或衄,小便难。身体枯燥,头汗出,剂颈而还,腹满微喘,口干咽烂,或不大便,久则谵语,甚者至哕,手足躁扰,捻衣摸床,

阳盛则欲衄,阴虚小便难。阴阳俱虚竭,身体则枯燥,津液大虚。若小便利者,其人可治。 阳明病 ,可选 调胃承气汤 。

112. **伤寒脉浮,医以火迫劫之,亡阳,必惊狂,卧起不安者,桂枝去芍药加蜀漆牡蛎龙骨救逆汤主之。**

【桂枝去芍药加蜀漆牡蛎龙骨救逆汤】

桂枝(去皮)三两,甘草(炙)二两,生姜(切)三两,大枣(擘)十二枚, 牡蛎(熬)五两,蜀漆(洗去腥)三两,龙骨四两。

上七味,以水一斗二升,先煮蜀漆减二升,内诸药,煮取三升,去滓,温服一升。本云:桂枝汤,今去芍药,加蜀漆、牡蛎、龙骨。

[太阳病伤寒,医以火迫劫之,亡阳]

脉浮,惊狂,卧起不安,胸满,

亡津, 太阳病+水饮、气上冲 , 桂枝去芍药加蜀漆牡蛎龙骨救逆汤 主之。

113. **形作伤寒,其脉不弦紧而弱,弱者必渴,被火必谵语,弱者发热脉浮,解之当汗出愈。**

脉浮弱而不弦紧,发热,无汗,

太阳病+阳明病 ,解之当汗出愈, 桂枝二越婢一汤 ,渴者,适度加重石膏用量。

被火必谵语。

114. 太阳病,以火熏之,不得汗,其人必躁,到经不解,必清血,名为火邪。

[太阳病,以火熏之,若不得汗,其人必躁,到经不解,必清血,名为火邪]

躁,久不解,便血,

名为火邪。表未解者,当先解表;表证已解, 阳明病 , 白虎汤 。

115. 脉浮,热甚,而反灸之,此为实,实以虚治,因火而动,必咽燥、吐血。

脉浮,热甚,

此为实, 太阳病+阳明病 , 越婢汤 。

若不以汗解,而反灸之,实以虚治,因火而动,必咽燥、吐血。 太阳病+阳明病(火热上炎) , 麻杏石甘汤 。

116. 微数之脉,慎不可灸,因火为邪,则为烦逆,追虚逐实,血散脉中,火气虽微,内攻有力,焦骨伤筋,血难复也。

脉浮,宜以汗解。用火灸之,邪无从出,因火而盛,病从腰以下必重而痹,名火逆也。欲自解者,必当先烦,烦乃有汗而解。何以知之?脉浮,故知汗出解。

脉微数,

微数之脉,虚热,慎不可灸,因火为邪,则为烦逆,追虚逐实,血散脉中,火气虽微,内攻有力,焦骨伤筋,血难复也。

(脉浮,宜以汗解), 太阳病 可选 桂枝汤 ;(若反用火灸之),病从腰以下重而痹,烦逆,

用火灸之,邪无从出,因火而盛,病从腰以下必重而痹,名火逆也。欲自解者,必当先烦(较轻瞑眩),烦乃有汗而解。如果服桂枝汤后,余症皆解,腰以下重而痹仍在者, 太阳病+火逆 ,可服 苓姜术甘汤 。

117. 烧针令其汗,针处被寒,核起而赤者,必发奔豚。气从少腹上冲心者,灸其核上各一壮,与桂枝加桂汤,更加桂二两也。

114

【桂枝加桂汤】

桂枝(去皮)五两,芍药三两,生姜(切)三两,甘草(炙)二两,大枣(擘)十二枚。

上五味,以水七升,煮取三升,去滓,温服一升。本云:桂枝汤,今加桂满五两。所以加桂者,以能泄奔豚气也。

[烧针令其汗,针处被寒,核起而赤]

脉浮,发热,奔豚,气从少腹上冲心,

太阳病+气上冲 ,则灸其核上各一壮与 桂枝加桂汤 。

若无表证,而有水饮, 太阳病+太阴病 ,当用 苓桂枣甘汤 。

118. 火逆下之,因烧针烦躁者,桂枝甘草龙骨牡蛎汤主之。

【桂枝甘草龙骨牡蛎汤】

桂枝一两(去皮),甘草(炙)二两,牡蛎(熬)二两,龙骨二两

上四味,以水五升,煮取二升半,去滓,温服八合,日三服。

[火逆(腰以下必重而痹);下之,因烧针]

脉浮,烦躁,

太阳病+火逆津虚 , 桂枝甘草龙骨牡蛎汤 主之。

119. 太阳伤寒者,加温针,必惊也。

惊或大汗亡阳、气上冲逆,

太阳病伤寒+亡津 , 桂枝去芍药加蜀漆龙骨牡蛎汤 。

120.太阳病,当恶寒发热,今自汗出,反不恶寒发热,关上脉细数者,以医吐之过也。一二日吐之者,腹中饥,口不能食;三四日吐之者,不喜糜粥,欲食冷食,朝食暮吐,以医吐之所致也,此为小逆。

[太阳病,当恶寒、发热,今反不恶寒发热]

关上脉细数;自汗出。腹中饥,口不能食(一二日吐之者);不喜糜粥,欲食冷食,朝食暮吐(三四日吐之者)。

此为小逆。太阴病，宜选 小半夏汤、半夏干姜汤、橘皮竹茹汤 等镇吐剂。

121. 太阳病吐之，但太阳病当恶寒，今反不恶寒，不欲近衣，此为吐之内烦也。

[太阳病，吐之]

不恶寒，不欲近衣，内烦，

阳明病，调胃承气汤。

122. 病人脉数，数为热，当消谷引食，而反吐者，此以发汗，令阳气微，膈气虚，脉乃数也。数为客热，不能消谷，以胃中虚冷，故吐也。

[发汗后]

脉数，吐，

脉数为热，当消谷引食，而反吐者，此以发汗，令阳气微（津伤），膈气（胃气）虚，脉乃数也。数为客热，不能消谷，以胃中虚冷，故吐也。此胃虚有热而吐，少阳病，小柴胡汤。

123. 太阳病，过经十余日，心下温温欲吐，而胸中痛，大便反溏，腹微满，郁郁微烦，先此时自极吐下者，与调胃承气汤。若不尔者，不可与。但欲呕、胸中痛、微溏者，此非柴胡汤证，以呕故知极吐下也，宜调胃承气汤。

[太阳病，过经十余日]

心下（胃中）温温（烦恼苦恼）欲吐，吐甚则胸中痛，郁郁微烦；大便溏，腹微满，

先此时自极吐下者，阳明病，与 调胃承气汤。若不尔者，不可与。

但欲呕（温温欲吐），胸中痛、微溏，

以呕故知极吐下也，此非柴胡汤证，阳明病，宜 调胃承气汤。

124. 太阳病，六七日表证仍在，脉微而沉，反不结胸，其人发狂者，以热在下焦，少腹当硬满，小便自利者，下血乃愈。所以然者，以太阳随经，瘀热在里故也，抵当汤主之。

【抵当汤】

水蛭(熬)、虻虫(去翅足,熬)各三十个,桃仁(去皮尖)二十个,大黄(酒洗)三两。

上四味,以水五升,煮取三升,去滓,温服一升,不下更服。

[太阳病,六七日,表证仍在]

脉微而沉,不结胸,发狂,少腹硬满,小便自利,

以热在下焦,少腹当硬满。下血乃愈。所以然者,以太阳随经,瘀热在里故也, 阳明病+久蓄血 , 抵当汤 主之;若病势偏轻者, 阳明病+蓄血 ,可与 桃核承气汤 。

125. **太阳病,身黄、脉沉结、少腹硬、小便不利者,为无血也;小便自利,其人如狂者,血证谛也,抵当汤主之。**

[太阳病]

脉沉结;身黄;少腹硬;小便不利,

湿热在里的黄疸病 ,为无血也;

小便自利,如狂,

阳明病+久蓄血 ,血证谛也, 抵当汤 主之。

126. **伤寒有热,少腹满,应小便不利,今反利者,为有血也,当下之,不可余药,宜抵当丸。**

【抵当丸】

水蛭(熬)二十个,虻虫(去翅足,熬)二十个,桃仁(去皮尖)二十五个,大黄三两。

上四味,捣分四丸。以水一升,煮一丸,取七合服之。晬时当下血,若不下者,更服。

[太阳病伤寒]

发热,少腹满,小便利(无发狂、如狂),

阳明病+蓄血 ,应小便不利,今反利者,为有血也,当下之,不可余药,

宜 抵当丸 。

127. 太阳病，小便利者，以饮水多，必心下悸；小便少者，必苦里急也。

[太阳病]

　　小便利，饮水多，心下悸(微者短气)，

　　太阳病+太阴病(蓄水在上) ，可选 茯苓甘草汤 。

　　小便少，少腹里急，

　　阳明病+蓄水在下 ，可选 猪苓汤 。

第三节　辨太阳病脉证并治(下)

(起 128 条迄 178 条)

128. 问曰:病有结胸,有藏结,其状何如？答曰:按之痛,寸脉浮,关脉沉,
名曰结胸也。

寸脉浮,关脉沉,按之痛,

名曰 阳明病 结胸也。

129. 何谓藏结？答曰:如结胸状,饮食如故,时时下利,寸脉浮,关脉小细
沉紧,名曰藏结。舌上白胎滑者,难治。

130. 藏结无阳证,不往来寒热,其人反静,舌上胎滑者,不可攻也。

寸脉浮,关脉小细沉紧,饮食如故,时时下利,无阳证,只寒不热,其人静,

名曰 厥阴病 藏结。

舌上白胎滑,

为湿象,难治,不可攻也。

131. 病发于阳,而反下之,热入因作结胸;病发于阴,而反下之,因作痞
也。所以成结胸者,以下之太早故也。结胸者,项亦强,如柔痓状,下
之则和,宜大陷胸丸。

> 【大陷胸丸】
>
> 大黄半斤,葶苈子(熬)半斤,芒硝半斤,杏仁(去皮尖,熬黑)半升。
>
> 上四味,捣筛二味,内杏仁、芒硝研如脂,和散,取如弹丸一枚;别捣甘遂末一钱
> 匕,白蜜二合,水二升,煮取一升,温顿服之。一宿乃下。如不下,更服,取下为效。禁如
> 药法。

119

[病发于太阳病,而反下之,热入因作结胸;所以成结胸者,以下之太早故也]

寸脉浮,关脉沉,项强,如柔痉状;

阳明病结胸,下之则和,宜 大陷胸丸 。

[病发于阴病,而反下之,因作痞(痞块,非心下痞)也,即藏结。]

132. 结胸证,其脉浮大者,不可下,下之则死。

脉浮大,阳明病结胸,

不可下,下之则死。可选 小陷胸汤 。

133. 结胸证悉具,烦躁者亦死。

脉沉紧,心下至少腹硬满而痛,

阳明病结胸 证悉具,大陷胸汤 。若烦躁者,死。

134. 太阳病,脉浮而动数,浮则为风,数则为热,动则为痛,数则为虚。头

痛发热,微盗汗出,而反恶寒者,表未解也。

医反下之,动数变迟,膈内拒痛,胃中空虚,客气动膈,短气躁烦,心

中懊侬,阳气内陷,心下因硬,则为结胸,大陷胸汤主之。

若不结胸,但头汗出,余处无汗,剂颈而还,小便不利,身必发黄。

【大陷胸汤】

大黄(去皮)六两,芒硝一升,甘遂一钱匕。

上三味,以水六升,先煮大黄减二升,去滓,内芒硝,煮一两沸,内甘遂末,温服一

升。得快利,止后服。

[太阳病]

脉浮动数,发热,恶寒,微盗汗出,头痛,

浮则为风,数则为热,动则为痛,数则为虚;恶寒者,表未解也。太阳病

中风,桂枝汤 。

[医反下之]

脉迟,膈内拒痛,心下硬痛,

阳明病 结胸,大陷胸汤主之。

短气,烦躁,心中懊恼。

阳明病,栀子豉汤。

(下后,若不结胸),(下后,外邪乘虚入内,客气动膈),

头汗出,余处无汗,剂颈而还,若小便不利,身发黄,

阳明病黄疸;若小便利,身不发黄。

135. **伤寒六七日,结胸热实,脉沉而紧,心下痛,按之石硬者,大陷胸汤主之。**

[太阳病伤寒,六七日]

脉沉而紧,心下痛,按之石硬,

热实结胸,阳明病,大陷胸汤主之。

136. **伤寒十余日,热结在里,复往来寒热者,与大柴胡汤;但结胸,无大热者,此为水结在胸胁也,但头微汗出者,大陷胸汤主之。**

[太阳病伤寒,十余日,复]

往来寒热,(或胸胁苦满,心下悸)

热结在里,少阳病+阳明病,大柴胡汤;

结胸,身无大热,但头微汗出,

此为水结在胸胁也,阳明病,大陷胸汤主之。

137. **太阳病,重发汗而复下之,不大便五六日,舌上燥而渴,日晡所小有潮热,从心下至少腹硬满而痛,不可近者,大陷胸汤主之。**

[太阳病,重发汗而复下之]

不大便五六日,舌上燥而渴,日晡所小有潮热,从心下至少腹硬满而痛,不可近,

阳明病大陷胸汤证,大陷胸汤主之。

138. **小结胸病,正在心下,按之则痛,脉浮滑者,小陷胸汤主之。**

【小陷胸汤】

黄连一两,半夏(洗)半升,栝楼实大者一枚

上三味,以水六升,先煮栝楼取三升,去滓,内诸药,煮取一升,去滓,分温三服。

脉浮滑，正在心下，按之则痛，

阳明病 ，小结胸病， 小陷胸汤 主之。

139. 太阳病，二三日，不能卧，但欲起，心下必结，脉微弱者，此本有寒分也。反下之，若利止，必作结胸，未止者，四日复下之，此作协热利也。

[太阳病，二三日]

脉微弱；不能卧，但欲起，心下结，

太阳病+太阴病(水饮内结) ，此本有寒分(水饮)， 苓桂术甘汤 。

[反下之]

若利止，

水热内结，必作 结胸 ，

[如利未止，复下之，此作]

协热利 也。

太阳病+阳明病 ，治宜 葛根芩连汤 。

140. 太阳病，下之，其脉促，不结胸者，此为欲解也；脉浮者，必结胸；脉紧者，必咽痛；脉弦者，必两胁拘急；脉细数者，头痛未止；脉沉紧者，必欲呕；脉沉滑者，协热利；脉浮滑者，必下血。

[太阳病，下之]

脉促，

不结胸，此为欲解也；

不结胸，亦不解，

太阳病 ， 桂枝去芍药汤 主之。

141. 太阳病，应以汗解之，反以水巽之，若灌之，其热被劫不得去，弥更益烦，肉上粟起，意欲饮水，反不渴者，服文蛤散；若不差者，与五苓散。寒实结胸，无热证者，与三物小陷胸汤，白散亦可服。

【文蛤散】

文蛤五两

上一味为散，以沸汤和一方寸匕服。汤用五合。

【三物白散】

桔梗三分,巴豆(去皮心,熬黑,研如脂)一分,贝母三分。

上三味,为散。内巴豆更于白中杵之,以白饮和服。强人半钱匕,羸者减之。病在膈上必吐,在膈下必利。不利,进热粥一杯;利过不止,进冷粥一杯。

【文蛤汤】

文蛤五两,麻黄、甘草、生姜各三两,生石膏五两,杏仁五十个,大枣十二枚。

上七味,以水六升,煮取二升,温服一升,汗出即愈。

[太阳病,应以汗解之,反以水巽之,若灌之,其热被劫不得去,弥更益]

烦,肉上粟起,意欲饮水,反不渴,

`太阳病+阳明病+水`,服 `文蛤汤`;(本条文蛤散为文蛤汤之误,宜改)。

若不差者,仍欲饮水而表不解,小便不利,

`太阳病+太阴病(里饮)`,与 `五苓散`。

大便不通,结胸,无热证,

寒实 `结胸`,`太阴病`,与 `三物白散`。

142. 太阳与少阳并病,头项强痛,或眩冒,时如结胸,心下痞硬者,当刺大椎第一间、肺俞、肝俞,慎不可发汗,发汗则谵语、脉弦,五日谵语不止,当刺期门。

头项强痛,或眩冒,时如结胸,心下痞硬,

`太阳与少阳并病`,当刺大椎第一间、肺俞、肝俞,有用 `柴胡桂枝汤` 的机会。慎不可发汗,发汗则脉弦;谵语,

脉弦;谵语,

`少阳阳明并病`,五日谵语不止,当刺期门。有用 `大柴胡汤` 的机会。

143. 妇人中风,发热恶寒,经水适来,得之七八日,热除而脉迟身凉,胸胁下满,如结胸状,谵语者,此为热入血室也,当刺期门,随其实而取之。

[太阳病中风,得之七八日]

发热,恶寒,妇人经水适来,

太阳病中风，宜 桂枝汤 。

脉迟，身凉热除，胸胁下满，如结胸状，谵语，

此为 热入血室 也， 少阳病+瘀血 ，当刺期门，随其实而取之。可选 小柴胡汤合桃核承气汤，或合桂枝茯苓丸或合桂枝茯苓丸加大黄、生石膏 。

144. 妇人中风，七八日续得寒热，发作有时，经水适断者，此为热入血室，其血必结，故使如疟状，发作有时，小柴胡汤主之。

[太阳病中风，七八日续得]

往来寒热，发作有时，妇人经水适断，

少阳病+瘀血 ，此为 热入血室 ，其血必结，故使如疟状，发作有时， 小柴胡汤 主之，常用 小柴胡汤或大柴胡汤合入桃核承气汤或桂枝茯苓丸 。

145. 妇人伤寒，发热，经水适来，昼日明了，暮则谵语，如见鬼状，此为热入血室，无犯胃气及上二焦，必自愈。

脉浮，恶寒，发热，妇人经水适来，昼日明了，暮则谵语，如见鬼状，

此为 热入血室 ， 太阳病伤寒+瘀血 ，两种转归：一者须治，宜 大柴胡汤合桂枝茯苓丸或桃核承气汤 ；一者热随血去，无犯胃气及上二焦，必自愈。

146. 伤寒六七日，发热，微恶寒，支节烦疼，微呕，心下支结，外证未去者，柴胡桂枝汤主之。

【柴胡桂枝汤】

桂枝(去皮)、黄芩各一两半，芍药一两半，人参一两半，甘草(炙)一两，半夏(洗)二合半，大枣(擘)六枚，生姜(切)一两半，柴胡四两。

上九味，以水七升，煮取三升，去滓，温服一升。本云：人参汤，作如桂枝法，加半夏、柴胡、黄芩，复如柴胡法，今用人参作半剂。

[太阳病伤寒，六七日]

发热,微恶寒,支节烦疼,微呕,心下支结(胸胁苦满),外证未去,
太阳病+少阳病 , 柴胡桂枝汤 主之。

147. **伤寒五六日,已发汗而复下之,胸胁满微结,小便不利,渴而不呕,但头汗出,往来寒热,心烦者,此为未解也,柴胡桂枝干姜汤主之。**

> **【柴胡桂枝干姜汤】**
>
> 　　柴胡半斤,桂枝(去皮)三两,干姜二两,栝楼根四两,黄芩三两,牡蛎(熬)二两,甘草(炙)二两。
>
> 　　上七味,以水一斗二升,煮取六升,去滓,再煎取三升,温服一升,日三服。初服微烦,复服,汗出便愈。

[太阳病伤寒,五六日,已发汗而复下之]

胸胁满,微结,小便不利,渴而不呕,但头汗出,往来寒热,心烦,
厥阴病 ,此为未解也, 柴胡桂枝干姜汤 主之。

148. **伤寒五六日,头汗出,微恶寒,手足冷,心下满,口不欲食,大便硬,脉细者,此为阳微结,必有表,复有里也。脉沉亦在里也。汗出为阳微。假令纯阴结,不得复有外证,悉入在里,此为半在里半在外也。脉虽沉紧(胡希恕认为应是沉细),不得为少阴病。所以然者,阴不得有汗,今头汗出,故知非少阴也。可与小柴胡汤,设不了了者,得屎而解。**

[太阳病伤寒,五六日]

脉沉细,微恶寒,手足冷,头汗出,心下满,口不欲食,大便硬,
微恶寒,头汗出, 太阳病 ;心下满,口不欲食(默默不欲饮食), 少阳病 ;大便硬, 阳明病 ;脉细,手足冷, 津虚 血少,不充于四末;汗出为津微;脉沉,在里也。综合而言, 阳明病+少阳病+太阳病 。可与 小柴胡汤 ,设不了了者,可与 调胃承气汤 或 小柴胡汤+大黄 ,得屎而解。

[辨别一:大便硬,脉沉。此里证内有结滞,是阳结(阳热结滞)还是阴结(寒实结滞)呢?]

汗出为阳微。此为 阳微结(阳明病微结证,还未至实热于里的胃家实) ,必有

表,复有里也。假令纯阴结(寒实结胸证),不得复有外证,悉入在里。此为半在里半在外也。

[辨别二:脉沉细,是否为少阴病?]

阴不得有汗,今头汗出,故知非少阴病也。

149. 伤寒五六日,呕而发热者,柴胡汤证具,而以他药下之,柴胡证仍在者,复与柴胡汤,此虽已下之,不为逆,必蒸蒸而振,却发热汗出而解;若心下满而硬痛者,此为结胸也,大陷胸汤主之;但满而不痛者,此为痞,柴胡不中与之,宜半夏泻心汤。

【半夏泻心汤】

半夏(洗)半升,黄芩、干姜、人参、甘草(炙)各三两,黄连一两,大枣(擘)十二枚。

上七味,以水一斗,煮取六升,去滓,再煎,取三升,温服一升,日三服。

[太阳病伤寒,五六日]

呕而发热。

少阳病 , 小柴胡汤 证,

[而以他药下之]

若往来寒热,心烦喜呕,

柴胡证在,与 小柴胡汤 ,必蒸蒸而振,却发热汗出而解;

若心下(胃)满而硬痛,

为热结于里,此为结胸也, 阳明病 , 大陷胸汤 主之;

若心下(胃)(胀)满而不痛,

此为 痞 , 厥阴病 ,柴胡不中与之,宜 半夏泻心汤 。

150. 太阳少阳并病,而反下之,成结胸,心下硬,下利不止,水浆不下,其人心烦。

[太阳病少阳病并病,而反下之]

心下硬,

而成 阳明病结胸 ，随病情重而选 大陷胸汤 或 小陷胸汤 。

但若结胸，下利不止，水浆不下，心烦，

其病难治。

151. 脉浮而紧，而复下之，紧(胡希恕认为当为邪字)反入里，则作痞；按之自濡，但气痞耳。

[脉浮而紧，而复下之，邪反入里]

心下痞按之自濡，

阳明病 ， 大黄黄连泻心汤 。

152. 太阳中风，下利、呕逆、表解者，乃可攻之。其人絷絷汗出、发作有时、头痛、心下痞硬满、引胁下痛、干呕、短气、汗出不恶寒者，此表解里未和也，十枣汤主之。

> 【十枣汤】
>
> 芫花(熬)、甘遂、大戟。
>
> 上三味等分，分别捣为散。以水一升半，先煮大枣肥者十枚，取八合，去滓，内药末。强人服一钱匕，羸人服半钱，温服之，平旦服，若下少病不除者，明日更服，加半钱，得快下利后，糜粥自养。

[太阳病中风]

下利、呕逆，

太阳病+太阴病 ，表解者，乃可攻之。 葛根加半夏汤 。

[发汗后]

絷絷汗出，发作有时；头痛、心下痞硬满、引胁下痛、干呕、短气，

此表解里未和也， 阳明病+水饮 ，内有悬饮，布于胸胁， 十枣汤 主之。

153. 太阳病，医发汗，遂发热恶寒。因复下之，心下痞，表里俱虚，阴阳气并竭，无阳则阴独。复加烧针，因胸烦，面色青黄、肤𥆧者，难治；今色微黄，手足温者，易愈。

[太阳病,医发汗]

　　发热恶寒

　　太阳病 , 桂枝汤 。

[因复下之]

　　心下痞,

　　表里俱虚,阴阳(津血)气并竭,无阳(正气)则阴(邪气)独。

[复加烧针]

　　若胸烦,面色青黄,肤瞤,厥逆,

　　转入阴证,难治;

　　若面色微黄,手足温(无厥逆),

　　胃气仍在,津液尚未完全枯竭,易愈, 太阳病,里不足 ,有用 桂枝去

芍药加龙骨牡蛎汤 的机会,见前烧针坏病。

154. **心下痞,按之濡,其脉关上浮者,大黄黄连泻心汤主之。**

> **【大黄黄连泻心汤】**
>
> 大黄二两,黄连一两。
>
> 上二味,以麻沸汤二升渍之,须臾,绞去滓,分温再服。

　　脉关上浮,心下痞,按之濡(柔软),

　　阳明病 , 大黄黄连泻心汤 主之。

155. **心下痞,而复恶寒汗出者,附子泻心汤主之。**

> **【附子泻心汤】**
>
> 大黄二两,黄连一两,黄芩一两,附子一枚(炮,去皮,破,别煮取汁)。
>
> 上四味,切三味,以麻沸汤二升渍之,须臾,绞去滓,内附子汁,分温再服。

　　恶寒、无热,汗出,心下痞,

128

阳明病半陷于太阴病 , 附子泻心汤 主之。

156. 本以下之,故心下痞,与泻心汤,痞不解,其人渴而口燥烦,小便不利者,五苓散主之。

[误下太阳病,故心下痞,与泻心汤,痞不解]

心下痞,渴而口燥烦,小便不利,

太阳病+太阴病(水停心下) , 五苓散 主之。

157. 伤寒汗出,解之后,胃中不和,心下痞硬,干噫食臭,胁下有水气,腹中雷鸣下利者,生姜泻心汤主之。

┌─────────────────────────────────┐
【生姜泻心汤】

生姜(切)四两,甘草(炙)三两,人参三两,干姜一两,黄芩三两,半夏(洗)半升,黄连一两,大枣(擘)十二枚。

上八味,以水一斗,煮六升,去滓,再煎,取三升,温服一升,日三服。
└─────────────────────────────────┘

[太阳病伤寒,汗出,解之后]

胃中不和,心下痞硬,干噫食臭,胁下(心下部)有水气,腹中雷鸣下利,

厥阴病+胃虚停饮 , 生姜泻心汤 主之。

158. 伤寒中风,医反下之,其人下利日数十行,谷不化,腹中雷鸣,心下痞硬而满,干呕,心烦不得安,医见心下痞,谓病不尽,复下之,其痞益甚,此非结热,但以胃中虚,客气上逆,故使硬也,甘草泻心汤主之。

┌─────────────────────────────────┐
【甘草泻心汤】

甘草(炙)四两,黄芩三两,半夏(洗)半升,大枣(擘)十二枚,黄连一两,干姜三两。

上六味,以水一斗,煮取六升,去滓,再煎取三升,温服一升,日三服。
└─────────────────────────────────┘

[太阳病伤寒或太阳病中风,医反下之]

下利日数十行,谷不化,腹中雷鸣,心下痞硬而满,干呕,心烦不得安,

[医见心下痞,谓病不尽,复下之,其痞益甚]

此非结热,亦非寒结之痞,但以胃中虚,客气上逆,故使硬也,厥阴病+胃虚停饮,甘草泻心汤主之。

159. 伤寒服汤药,下利不止,心下痞硬,服泻心汤已,复以他药下之,利不止;医以理中与之,利益甚;理中者,理中焦,此利在下焦,赤石脂禹余粮汤主之;复不止者,当利其小便。

> **【赤石脂禹余粮汤】**
>
> 赤石脂(碎)一斤,太一禹余粮(碎)一斤。
>
> 上二味,以水六升,煮取三升,去滓,分温三服。

[太阳病伤寒,服汤药]

下利不止,心下痞硬,

厥阴病+胃虚停饮,甘草泻心汤主之。

[服泻心汤已,复以他药下之。利不止;医以理中与之,利益甚;理中者,理中焦]

利不止益甚,

此利在下焦,太阴病,赤石脂禹余粮汤主之;

复利不止,

当利其小便,选方五苓散或真武汤类。

160. 伤寒吐下后,发汗,虚烦,脉甚微,八九日心下痞硬,胁下痛,气上冲咽喉,眩冒,经脉动惕者,久而成痿。

[太阳病伤寒,吐下后,发汗]

脉甚微,虚烦,八九日心下痞硬,胁下痛,气上冲咽喉,眩冒,经脉动惕(发汗则动经,身为振振摇),久而成痿

若为阳证,太阳病+太阴病(水毒),可用苓桂术甘汤;若陷阴证,少阴病+太阴病(水毒),可用真武汤。

161. 伤寒发汗,若吐若下,解后,心下痞硬,噫气不除者,旋覆代赭汤主之。

> **【旋覆代赭汤】**
>
> 旋覆花三两,人参二两,生姜五两,代赭一两,甘草(炙)三两,半夏(洗)半升,大枣(擘)十二枚。
>
> 上七味,以水一斗,煮取六升,去滓,再煎取三升,温服一升,日三服。

[太阳病伤寒,发汗,若吐若下,解后]

心下痞硬,噫气不除,大便不利反干,

太阴病+胃虚停饮+气逆不降 , 旋覆代赭汤 主之。

162. 下后,不可更行桂枝汤;若汗出而喘,无大热者,可与麻黄杏子甘草石膏汤。

[下后,不可更行桂枝汤]

汗出而喘,外无大热,

里热壅盛, 太阳病+阳明病 ,可与 麻黄杏子甘草石膏汤 。

无汗而喘,

里热壅盛, 太阳病+阳明病 ,需 麻黄杏子甘草石膏汤加大麻黄用量 。

163. 太阳病,外证未除,而数下之,遂协热而利,利下不止,心下痞硬,表里不解者,桂枝人参汤主之。

> **【桂枝人参汤】**
>
> 桂枝(别切)四两,甘草(炙)四两,白术三两,人参三两,干姜三两。
>
> 上五味,以水九升,先煮四味,取五升,内桂,更煮取三升,去滓,温服一升,日再夜一服。

[太阳病,外证未除,而数下之]

协热而利,利下不止,心下痞硬,

表里不解, 太阳病转属太阴病 , 桂枝人参汤 主之。

164. **伤寒大下后,复发汗,心下痞,恶寒者,表未解也。不可攻痞,当先解**
表,表解乃可攻痞。解表宜桂枝汤,攻痞宜大黄黄连泻心汤。

[太阳病伤寒,大下后,复发汗]

恶寒,心下痞,

太阳病+阳明病 ,表未解也,不可攻痞,当先解表,表解乃可攻痞。解
表宜 桂枝汤 ,攻痞宜 大黄黄连泻心汤 。

165. **伤寒发热,汗出不解,心中**(胡希恕认为应为心下)**痞硬,呕吐而下利者,**
大柴胡汤主之。

发热,不恶寒,(汗出不解),心下(胃)痞硬,呕吐,下利,

少阳病+阳明病 , 大柴胡汤 主之。

166. **病如桂枝证,头不痛,项不强,寸脉微浮,胸中痞硬,气上冲喉咽不得**
息者,此为胸有寒也,当吐之,宜瓜蒂散。

> **【瓜蒂散】**
>
> 瓜蒂(熬黄)一分,赤小豆一分。
>
> 上二味,各别捣筛,为散已,合治之,取一钱匕。以香豉一合,用热汤七合,煮作稀
> 糜,去滓,取汁合散,温顿服之,不吐者,少少加,得快吐乃止。诸亡血虚家,不可与瓜
> 蒂散。

寸脉微浮,头不痛,项不强,胸中痞硬,气上冲喉咽不得息者,
此为胸有寒也, 阳明病 ,当吐之,宜 瓜蒂散 。

167. **病胁下素有痞,连在脐傍,痛引少腹,入阴筋者,此名藏结,死。**

胁下素有痞,连在脐傍,痛引少腹,入阴筋,

此名 藏结 , 厥阴病 ,死。

168. **伤寒若吐若下后,七八日不解,热结在里,表里俱热,时时恶风,大**
渴,舌上干燥而烦,欲饮水数升者,白虎加人参汤主之。

[太阳病伤寒,若吐若下后,七八日不解]

时时恶风,大渴,舌上干燥而烦,欲饮水数升,

热结在里,表里俱热,阳明病,白虎加人参汤主之。

169. 伤寒无大热,口燥渴,心烦,背微恶寒者,白虎加人参汤主之。

[太阳病伤寒]

外无大热,口燥渴,心烦,背微恶寒,

阳明病,白虎加人参汤主之。

170. 伤寒,脉浮,发热无汗,其表不解,不可与白虎汤。渴欲饮水,无表证者,白虎加人参汤主之。

脉浮,发热,无汗,

其表不解,太阳病,麻黄汤证,不可与白虎汤。

渴欲饮水,无表证,

阳明病,白虎加人参汤主之。

171. 太阳少阳并病,心下硬,颈项强而眩者,当刺大椎、肺俞、肝俞,慎勿下之。

心下硬,颈项强,眩,

太阳病+少阳病并病,当刺大椎、肺俞、肝俞,慎勿下之。

172. 太阳与少阳合病,自下利者,与黄芩汤;若呕者,黄芩加半夏生姜汤主之。

【黄芩汤】

黄芩三两,芍药二两,甘草(炙)二两,大枣(擘)十二枚。

上四味,以水一斗二升,煮取三升,去滓,温服一升,日再夜一服。

【黄芩加半夏生姜汤】

黄芩三两,芍药三两,甘草(炙)三两,大枣(擘)十二枚,半夏(洗)半升,生姜(切)一两(一方三两)。

上六味,以水一斗,煮取三升,去滓,温服一升,日再夜一服。

头痛,发热,口苦、咽干,

太阴病与少阳病合病,

兼自下利,

少阴病,与 黄芩汤;

还兼呕,

少阳病, 黄芩加半夏生姜汤 主之。

173. 伤寒胸中有热,胃中有邪气,腹中痛,欲呕吐者,黄连汤主之。

> **【黄连汤】**
>
> 黄连二两,甘草(炙)三两,干姜三两,桂枝(去皮)三两,人参二两,半夏(洗)半升,大枣(擘)十二枚。
>
> 上七味,以水一斗,煮取六升,去滓,温服,昼三夜二(胡希恕认为,温服,昼三夜二当为:再煎取三升,温服一升,日三服)。

[太阳病伤寒,误下]

胸中觉烦热,腹中痛,欲呕吐,下利。

胸中有热,胃中有邪气,厥阴病, 黄连汤 主之。

174. 伤寒八九日,风湿相搏,身体疼烦,不能自转侧,不呕不渴,脉浮虚而涩者,桂枝附子汤主之。若其人大便硬,小便自利者,去桂加白术汤主之。

> **【桂枝附子汤】**
>
> 桂枝(去皮)四两,附子(炮,去皮,破)三枚,生姜(切)三两,大枣(擘)十二枚,甘草(炙)二两。
>
> 上五味,以水六升,煮取二升,去滓,分温三服。
>
> **【去桂加白术汤】**
>
> 附子(炮,去皮,破)三枚,白术四两,生姜(切)三两,甘草(炙)二两,大枣(擘)十二枚。
>
> 上五味,以水六升,煮取二升,去滓,分温三服,初一服,其人身如痹,半日许复服

之，三服都尽，其人如冒状，勿怪，此以附子白术并走皮内，逐水气未得除，故使之耳。法当加桂四两，此本一方二法，以大便硬，小便自利，去桂；以大便不硬，小便不利，当加桂。附子三枚恐多也，虚弱家及产妇，宜减服之。

[太阳病伤寒，八九日]

脉浮虚而涩；身体疼烦，不能自转侧，不呕，不渴，

不呕则无停饮，无少阳证；不渴则无内热，无阳明证；风湿相搏，少阴病+湿风 ，桂枝附子汤 主之。

若大便硬，小便自利(频数)，风湿相搏，

少阴病+表湿 ，去桂加白术汤 主之。

175. 风湿相搏，骨节疼烦，掣痛不得屈伸，近之则痛剧，汗出短气，小便不利，恶风不欲去衣，或身微肿者，甘草附子汤主之。

【甘草附子汤】

甘草(炙)二两，附子(炮，去皮，破)二枚，白术二两，桂枝(去皮)四两。

上四味，以水六升，煮取三升，去滓，温服一升，日三服。初服得微汗则解，能食汗止复烦者，将服五合，恐一升多者，宜服六七合为始。

恶风不欲去衣，汗出，短气，骨节疼烦，掣痛不得屈伸，近之则痛剧，小便不利，或身微肿者，

风湿相搏，少阴病+外湿内饮 ，甘草附子汤 主之。

176. 伤寒，脉浮滑，此表有热，里有寒(胡希恕认为寒当作邪)，白虎汤主之。(胡希恕认为此条疑非仲景文)

【白虎汤】

知母六两，石膏(碎)一斤，甘草(炙)二两，粳米六合。

上四味，以水一斤，煮米熟，汤成，去滓，温服一升，日三服。

脉浮滑。但发热,不恶寒(不恶寒,反恶热),未至胃家实者。

阳明病 , 白虎汤 主之。

177. **伤寒脉结代,心动悸,炙甘草汤主之。**

【炙甘草汤】

甘草(炙)四两,生姜(切)三两,人参二两,生地黄一斤,桂枝(去皮)二两,阿胶二两,麦门冬(去心)半升,麻仁半升,大枣(擘)十二枚。

上九味,以清酒七升,水八升,先煮八味,取三升,去滓,内胶烊消尽,温服一升,日三服。一名复脉汤。

脉结代,心动悸,

太阳病+太阴病+心气虚、心血不足 , 炙甘草汤 主之。

178. **脉按之来缓,时一止复来者,名曰结。又脉来动而中止,更来小数,中有还者反动,名曰结阴也。脉来动而中止,不能自还,因而复动者,名曰代阴也。得此脉者,必难治。**

脉按之来缓,时一止复来者,名曰 结脉 。

又脉来动而中止,更来小数,中有还者反动,名曰 结阴脉 也。

脉来动而中止,不能自还,因而复动者,名曰 代阴脉 也。

得 结阴脉、代阴脉 者,必难治。

第四节　辨阳明病脉证并治

（起 179 条迄 262 条）

179. 问曰：病有太阳阳明，有正阳阳明，有少阳阳明，何谓也？答曰：太阳阳明者，脾约是也；正阳阳明者，胃家实是也；少阳阳明者，发汗利小便已，胃中燥烦实，大便难是也。

胃家实，

阳明病（正阳阳明）也；

脾约，

太阳阳明也；

[发汗,利小便已]

胃中燥实，烦，大便难，

少阳阳明也。

180. 阳明之为病，胃家实是也。

181. 问曰：何缘得阳明病？答曰：太阳病，若发汗，若下，若利小便，此亡津液，胃中干燥，因转属阳明。不更衣，内实，大便难者，此名阳明也。

[太阳病,若发汗,若下,若利小便]

不更衣，内实，大便难，

此亡津液，胃中干燥，因转属阳明病。

182. 问曰：阳明外证云何？答曰：身热、汗自出、不恶寒反恶热也。

不恶寒反恶热，身热，汗自出，

阳明病外证。

183. 问曰：病有得之一日，不发热（胡希恕认为当为不恶热）而恶寒者，何也？

答曰：虽得之一日，恶寒将自罢，即汗出而恶热也。

[病得之一日]

不发热而恶寒,

虽得之一日,恶寒将自罢,即汗出而恶热也。 阳明病 外证。

184. 问曰:恶寒何故自罢?答曰:阳明居中,主土也,万物所归,无所复传,

始虽恶寒,二日自止,此为阳明病也。(胡希恕认为此文非仲景义)

185. 本太阳初得病时,发其汗,汗先出不彻,因转属阳明也。伤寒发热无

汗,呕不能食,而反汗出濈濈然者,是转属阳明也。

[本太阳病伤寒,初得病时,发其汗,汗先出不彻]

发热,无汗,呕不能食,转为汗出濈濈然,

太阳病+少阳病 ,转属 阳明病 。

186. 伤寒三日,阳明脉大。

[太阳病伤寒,三日]

脉大,

欲传 阳明病 。

187. 伤寒脉浮而缓,手足自温者,是为系在太阴。太阴者,身当发黄,若小

便自利者,不能发黄;至七八日,大便硬者,为阳明病也。

[太阳病伤寒]

脉浮而缓,手足自温。

是为 系在(关系到)太阴 。里有湿复有热也。

若小便不利,身必发黄。

太阳病+太阴病 。

若小便自利,则身不发黄。

[至七八日]

大便硬,

此转属 阳明病 也。

188. 伤寒转系阳明者,其人濈然微汗出也。

[太阳病伤寒]

濈然微汗出,

转属 阳明病 。

189. 阳明中风，口苦，咽干，腹满微喘，发热恶寒，脉浮而紧，若下之，则腹
满，小便难也。

脉浮而紧，发热，恶寒，口苦，咽干，腹满，微喘，

太阳病伤寒+少阳病+阳明病 ，不可下，可选大小 柴胡汤加石膏 。

[若下之]

腹满，小便难，

此转属 阳明病

190. 阳明病，若能食，名中风；不能食，名中寒。

阳明病 ，若能食，

胃中有热，火可消食；

阳明病 ，不能食，

里实显著，腑气不通，而不能食。

191. 阳明病，若中寒者，不能食，小便不利，手足濈然汗出，此欲作固瘕，
必大便初硬后溏。所以然者，以胃中冷，水谷不别故也。

不能食，小便不利，手足濈然汗出，

阳明病+水饮 ，里有热，大便先硬(固)；又因水饮内停，而后便溏
(瘕)。此欲作固(结实成硬)瘕(水阴)。必大便初硬后溏。

192. 阳明病，初欲食、小便反不利、大便自调、其人骨节疼、翕翕如有热状、奄
然发狂、濈然汗出而解者，此水不胜谷气，与汗共并，脉紧则愈。

脉紧，骨节疼，翕翕如有热状，

太阳病 。

初欲食，小便不利，大便自调，

此欲传 阳明病中风 而未成。

奄然发狂(瞑眩状态)，濈然汗出，

奄然发狂(瞑眩状态)，濈然汗出而解则愈。此水(水谷不别)不胜谷气(胃气
增强)，与汗共并，脉紧则愈。

193. 阳明病,欲解时,从申至戌上。(胡希恕认为此非仲景文)

194. 阳明病,不能食,攻其热必哕。所以然者,胃中虚冷故也。以其人本
    虚,攻其热必哕。

    发热,不能食,

    | 阳明病+胃虚留饮 |,不可以大承气汤攻其热。以其人本虚,用大承气
    汤类攻其热,胃中虚冷,冲动水饮,必哕。

195. 阳明病,脉迟,食难用饱,饱则微烦头眩,必小便难,此欲作谷疸。虽
    下之,腹满如故,所以然者,脉迟故也。

    脉迟,食难用饱,饱则微烦、头眩,

    | 阳明病中寒 |,阳明病中寒不可下。

    上证若小便难,

    此欲作谷疸(黄疸),(虽下之),腹满如故。

196. 阳明病,法多汗,反无汗,其身如虫行皮中状者,此以久虚故也。

    里热盛,(应汗出而)无汗,身如虫行皮中,

    此以久虚故也。| 阳明病+胃久虚 |,不可攻下。

197. 阳明病,反无汗而小便利、二三日呕而咳、手足厥者,必苦头痛;若不
    咳、不呕、手足不厥者,头不痛。

    发热,无汗;小便利;(二三日)呕、咳,手足厥,苦头痛;

    | 少阳病+阳明病 |,宜 | 小柴胡汤加石膏 |。

    若不咳、不呕、手足不厥者,头不痛。

198. 阳明病,但头眩,不恶寒,故能食而咳,其人咽必痛;若不咳者,咽不痛。

    发热,头眩,不恶寒,能食;咳,咽痛;

    | 少阳病+阳明病 |,| 小柴胡汤加石膏、桔梗 |。

    若不咳,咽不痛。

199. 阳明病,无汗、小便不利、心中懊侬者,身必发黄。

    无汗、小便不利、心中懊侬,身发黄,

    | 阳明病+湿热(黄疸证) |,| 茵陈蒿汤 |。

200. 阳明病,被火,额上微汗出,而小便不利者,必发黄。

[阳明病,被火]

额上微汗出,小便不利,发黄,

阳明病+湿热(黄疸证) , 茵陈蒿汤 。

201. 阳明病,脉浮而紧者,必潮热,发作有时,但浮者,必盗汗出。

脉浮而紧,潮热,发作有时,

太阳病伤寒 转属 阳明病 ;

脉但浮而不紧,盗汗出,

太阳病 ,表未解,但在表的津液已有所损耗。

202. 阳明病,口燥、但欲漱水、不欲咽者,此必衄。

口燥,但欲漱水,不欲咽。

阳明病 ,热盛,热在血分而不在胃,血分有热迫血妄行,此必衄。

203. 阳明病,本自汗出,医更重发汗,病已差,尚微烦不了了者,此必大便
硬故也。以亡津液,胃中干燥,故令大便硬。当问其小便日几行,若本
小便日三四行,今日再行,故知大便不久出。今为小便数少,以津液
当还入胃中,故知不久必大便也。

发热;自汗出,

太阳病中风 转属 阳明病 ;

[医更重发汗,病已差]

大便硬,微烦不了了,

以亡津液,胃中干燥,故令大便硬, 阳明病 。

此时需否治疗,当问其小便日几行,若本小便日三四行,今日再行(即
二行),今为小便数少,以津液当还入胃中,故知大便不久出。

204. 伤寒呕多,虽有阳明证,不可攻之。

呕多,有阳明证,

少阳病+阳明病 ,不可攻(汗、下)之,当治从少阳病。

205. 阳明病,心下硬满者,不可攻之,攻之,利遂不止者,死;利止者,愈。

阳明病而心下痞硬,

当属 阳明病+胃虚 ,不可攻之。攻之,利遂不止者,死;若幸而胃气尚存利止者,尚有可能愈。

206. 阳明病,面合色赤,不可攻之,必发热、色黄者,小便不利也。(按:《集注》色黄后无"者"字)

面合色赤 / 缘缘正赤(未至胃家实),

太阳病 ,阳气怫郁在表,欲汗而汗不出,与小小发汗之法, 桂枝二麻黄一汤 ;

[不可攻之,若攻之,必]

发热、小便不利,而发黄疸,

阳明病+湿热(黄疸证) , 茵陈蒿汤 。

207. 阳明病,不吐、不下、心烦者,可与调胃承气汤。

[不吐、不下]

心烦,大便难,

阳明病 ,实烦,可与 调胃承气汤 。

208. 阳明病,脉迟,虽汗出不恶寒者,其身必重、短气、腹满而喘、有潮热者,此外欲解,可攻里也。手足濈然汗出者,此大便已硬也,大承气汤主之。若汗多、微发热恶寒者,外未解也,其热不潮,未可与承气汤。

若腹大满不通者,可与小承气汤,微和胃气,勿令至大泄下。

阳明病脉迟,不恶寒,汗出,身重、短气、腹满而喘,

阳明病+表湿里饮 。尚不可议下。

若有潮热,

此外欲解,可攻里也;

若手足濈然汗出,

此大便已硬也, 阳明病 , 大承气汤 主之;

若腹大满不通(无潮热),

阳明病 ,可与 小承气汤 ,微和胃气,勿令至大泄下;

微发热,恶寒,热不潮,汗多,

外未解也,太阳病,可服桂枝汤,未可与承气汤。

209. 阳明病,潮热,大便微硬者,可与大承气汤,不硬者,不可与之。若不大便六七日,恐有燥屎,欲知之法,少与小承气汤。汤入腹中,转失气者,此有燥屎也,乃可攻之;若不转失气者,此但初头硬,后必溏,不可攻之,攻之必胀满不能食也。欲饮水者,与水则哕。其后发热者,必大便复硬而少也,以小承气汤和之。不转矢气者,慎不可攻也。

潮热,大便微硬(此言热势汹涌,燥结迅速之情),

阳明病,可与大承气汤;

潮热,大便不硬,

阳明病,不可与大承气汤。

不大便六七日,

恐有燥屎,欲知之法,少与小承气汤。

汤入腹中,转矢气者,此有燥屎也,乃可攻之,阳明病,与大承气汤;

若不转矢气者,此但初头硬,后必溏,慎不可以大承气汤攻之;

[以大承气汤攻之,必]

胀满不能食;欲饮水者,与水则哕,

阳明病+胃虚,

潮热退,大便复硬而少;其后发热,

阳明病,宜小承气汤和之。

210. 夫实则谵语,虚则郑声,郑声者,重语也。直视谵语,喘满者死,下利者亦死。

阳明病谵语(狂言乱道),

阳明病+里实。可下。

阳明病郑声,重语(一句话反复说,低声细语),

阳明病+精气虚。预后不良。

郑声。直视、谵语、喘满,

| 阳明病+虚脱于上 |，死；

直视、谵语，下利，

| 阳明病+虚脱于下 |，死。

211. 发汗多、若重发汗者，亡其阳，谵语脉短者死，脉自和者不死。

发汗多，若重发汗，

亡其阳(津液)。

脉短(仅见关上一点)，谵语，

| 阳明病+津液虚竭 |，死；

脉自和(上下脉尚可及)，谵语，

| 阳明病+精气未衰 |，不死，下之可治。

212. 伤寒，若吐、若下后不解，不大便五六日，上至十余日，日晡所发潮热，不恶寒，独语如见鬼状；若剧者，发则不识人，循衣摸床，惕而不安，微喘直视。脉弦者生，涩者死。微者，但发热谵语者，大承气汤主之。

[太阳病伤寒，若吐、若下后，不解]

不大便五六日，上至十余日，日晡所发潮热，不恶寒，独语如见鬼状(即谵语)，

| 阳明病里实 |，但此时病情尚轻，| 大承气汤 |主之；

脉弦，发则不识人，循衣摸床，惕而不安，微喘直视，

| 阳明病里实 |，此其剧者。若脉弦，正气尚存，下之可生；若脉涩，气血已衰，不可再下，故主死。

213. 阳明病，其人多汗，以津液外出，胃中燥，大便必硬，硬则谵语，小承气汤主之。若一服谵语止者，更莫复服。

多汗，大便硬，谵语，

以津液外出，胃中燥，大便必硬，硬则谵语，| 阳明病 |，| 小承气汤 |主之。若一服谵语止者，更莫复服。

214. 阳明病，谵语、发潮热、脉滑而疾者，小承气汤主之(胡希恕认为应为大

承气汤）。因与承气汤一升，腹中转气者，更服一升，若不转气者，勿更与之，明日又不大便，脉反微涩者，里虚也，为难治，不可更与承气汤也。(胡希恕认为此非仲景文)

脉滑而疾；谵语；发潮热，

$\boxed{阳明病}$，$\boxed{大承气汤}$主之。

215. 阳明病，谵语、有潮热、反不能食者，胃中必有燥屎五六枚也。若能食者，但硬耳，宜大承气汤下之。

谵语，有潮热，不能食，

胃中(肠内)必有燥屎五六枚也。$\boxed{阳明病}$，宜$\boxed{大承气汤}$下之；

谵语，有潮热，能食，

若能食者，但肠中便硬耳，胃中尚未结实。$\boxed{阳明病}$，亦宜$\boxed{大承气汤}$下之。

216. 阳明病，下血、谵语者，此为热入血室，但头汗出者，刺期门，随其实而泻之，濈然汗出则愈。

下血，但头汗出；谵语，

此为$\boxed{阳明病+热入血室}$，刺期门，随其实而泻之，濈然汗出则愈。

217. 汗出谵语者，以有燥屎在胃中，此为风也。须下者，过经乃可下之。下之若早者，语言必乱，以表虚里实故也。下之愈，宜大承气汤。

[原为太阳病中风，转为]

汗出，谵语，大便硬，

$\boxed{太阳病中风为主+阳明病}$；$\boxed{桂枝汤}$。表虚里实，以有燥屎在胃中。外解后，方可下之。若过早下之，语言必乱。

外解已，汗出多，谵语，大便硬，

$\boxed{阳明病}$，宜$\boxed{大承气汤}$。须下者，下之愈。

218. 伤寒四五日，脉沉而喘满，而反发其汗，津液越出，大便为难，表虚里实，久则谵语。

[太阳病伤寒四五日，脉沉而喘满，而反发其汗，津液越出]

脉沉，喘满，大便难，甚或谵语，

表虚里实，久则谵语。 阳明病 ，宜 大承气汤 。

219. 三阳合病，腹满，身重，难以转侧，口不仁，面垢，谵语遗尿。发汗则谵语，下之则额上生汗，手足逆冷，若自汗出者，白虎汤主之。

腹满，谵语，遗尿，

阳明病 ；

身重，难以转侧，

太阳证+湿 ；

口不仁(口舌不知五味)，面垢，

少阳病 ；

综合而论， 太阳病+阳明病+少阳病+湿 ，三阳合病。相当"湿温"病。

若发汗，则谵语更甚；

若下之，虚其里，热邪内陷，浮阳上越，则额上生汗，手足逆冷。

若自汗出，里热盛者，

阳明病 ， 白虎汤 主之。

220. 二阳并病，太阳证罢，但发潮热、手足漐漐汗出、大便难而谵语者，下之则愈，宜大承气汤。

潮热，不恶寒，手足漐漐汗出，大便难，谵语，

阳明病 ，下之则愈，宜 大承气汤 。

221. 阳明病，脉浮而紧，咽燥口苦，腹满而喘，发热汗出，不恶寒，反恶热，身重，若发汗则躁，心愦愦，反谵语，若加温针，必怵惕，烦躁不得眠。若下之，则胃中空虚，客气动膈，心中懊憹，舌上胎者，栀子豉汤主之。

脉浮而紧，咽燥、口苦，腹满而喘，发热，汗出，不恶寒，反恶热，身重，

太阳病+少阳病+阳明病+湿 ，三阳并病，且有湿邪。可与 白虎汤 清肃内外之热。

[若发汗]

躁,心愦愦,谵语,

$\boxed{阳明病}$,可与$\boxed{承气汤}$类;

[若加温针]

怵惕,烦躁,不得眠,

$\boxed{太阳病+里饮}$,可与$\boxed{桂枝去芍药加蜀漆龙骨牡蛎救逆汤或桂枝甘草}$
$\boxed{龙骨牡蛎汤}$;

[若下之,则胃中空虚,客气动膈]

舌上白胎,心中懊恼,

$\boxed{阳明病}$,$\boxed{栀子豉汤}$主之。

222. 若渴欲饮水,口干舌燥者,白虎加人参汤主之。

[误下后]

渴欲饮水,口干舌燥,

$\boxed{阳明病}$,$\boxed{白虎加人参汤}$主之。

223. 若脉浮、发热、渴欲饮水、小便不利者,猪苓汤主之。

> **【猪苓汤】**
>
> 猪苓(去皮)、茯苓、泽泻、阿胶、滑石(碎)各一两。
>
> 上五味,以水四升,先煮四味,取二升,去滓,内阿胶烊消,温服七合,日三服。

[误下后]

脉浮,发热,渴欲饮水,小便不利,

$\boxed{阳明病+水饮}$,$\boxed{猪苓汤}$主之。

224. 阳明病,汗出多,渴者,不可与猪苓汤,以汗多胃中燥,猪苓汤复利其
小便故也。

汗出多,渴,

$\boxed{阳明病}$,宜$\boxed{白虎加人参汤}$。以汗多胃中燥,不可利其小便(如与猪苓汤
复利其小便)。

225. 脉浮而迟,表热里寒,下利清谷者,四逆汤主之。

脉浮而迟，下利清谷，

表热里寒，太阳病+太阴病，舍表救里，四逆汤(不若白通汤)主之。

226. 若胃中虚冷，不能食者，饮水则哕。

不能食，饮水则哕，

胃中虚冷，太阴病，可选理中汤。

227. 脉浮发热，口干鼻燥，能食者则衄。

脉浮，发热；口干、鼻燥；能食，甚或衄，

阳明病，宜白虎汤。

228. 阳明病，下之，其外有热，手足温，不结胸，心中懊憹，饥不能食，但头

汗出者，栀子豉汤主之。

[太阳阳明并病，下之过早，热不除]

外有热，手足温，但头汗出，饥不能食，心中懊憹，不结胸，

太阳少阳阳明并病，栀子豉汤主之。

229. 阳明病，发潮热、大便溏、小便自可、胸胁满不去者，与小柴胡汤。

发潮热、大便溏/下利、小便自可，胸胁满，

少阳病+阳明病，里未结实与小柴胡汤。

230. 阳明病，胁下硬满、不大便而呕、舌上白胎者，可与小柴胡汤。上焦得

通，津液得下，胃气因和，身濈然汗出而解。

舌上白胎，胁下硬满(即胸胁苦满)，呕，不大便，

少阳病+阳明病，可与小柴胡汤。上焦得通，津液得下，胃气因和，身

濈然汗出而解。

231、232. 阳明中风，脉弦浮大而短气，腹都满，胁下及心痛，久按之气不

通，鼻干，不得汗，嗜卧，一身及面目悉黄，小便难，有潮热，时时哕，

耳前后肿，刺之小差，外不解。病过十日，脉续浮者，与小柴胡汤；脉

但浮无余证者，与麻黄汤(胡希恕认为本句疑非仲景文)；若不尿、腹满加

哕者，不治。

脉弦浮大而短气,腹都满,胁下及心痛,久按之气不通,鼻干,不得汗,嗜卧,一身及面目悉黄,小便难,有潮热,时时哕,耳前后肿。

脉弦,胁下及心下痛,久按之气不通;嗜卧,耳前后肿,

少阳病。

脉浮,不得汗,

太阳病。

脉大,鼻干,有潮热,时时哕,

阳明病。

一身及面目悉黄,小便难,短气,腹都满(上下腹俱满),

黄疸病。

综合而言, 太阳病+阳明病+少阳病+黄疸,

耳前后肿,刺之,小差。

外不解。(病过十日,)脉续浮,与 小柴胡汤。

黄疸,治以利小便。

若不尿、腹满加哕。胃气已败,不治。

233. 阳明病,自汗出,若发汗,小便自利者,此为津液内竭,虽硬不可攻之。当须自欲大便,宜蜜煎导而通之。若土瓜根,及大猪胆汁,皆可为导。

【蜜煎导】

食蜜七合。

上一味,于铜器内,微火煎,当须凝如饴状,搅之勿令焦着,欲可丸,并手捻作挺,令头锐,大如指,长二寸许,当热时急作,冷则硬。以内谷道中,以手急抱,欲大便时乃去之。

【土瓜根导】

(方缺)

【猪胆汁导】

大猪胆一枚,泻汁,和少许法醋,以灌谷道内,如一食顷,当大便出宿食恶物甚效。

[阳明病,自汗出,若发汗]

汗出,小便自利(指频数),大便硬(但没有大热)。

此为津液内竭,虽大便硬不可攻之。当须自欲(自行通下)大便,如为 太阴病 ,宜 蜜煎 导而通之。如为 阳明病 若 土瓜根 ,及 大猪胆汁 ,皆可为导。

234. 阳明病,脉迟、汗出多、微恶寒者,表未解也,可发汗,宜桂枝汤。

脉迟;汗出多,微恶寒,

表未解也; 太阳病中风+阳明病 里实不著,可发汗,宜 桂枝汤 。

235. 阳明病,脉浮,无汗而喘者,发汗则愈,宜麻黄汤。

脉浮,无汗而喘,

太阳病伤寒+阳明病 ,发汗则愈,宜 麻黄汤 。

236. 阳明病,发热汗出者,此为热越,不能发黄也;但头汗出、身无汗、剂颈而还、小便不利、渴引水浆者,此为瘀热在里,身必发黄,茵陈蒿汤主之。

> **【茵陈蒿汤】**
>
> 茵陈蒿六两,栀子(擘)十四枚,大黄(去皮)二两。
>
> 上三味,以水一斗二升,先煮茵陈,减六升,内二味,煮取三升,去滓,分三服。小便当利,尿如皂荚汁状,色正赤,一宿腹减,黄从小便去也。

发热,汗出,

阳明病 ,此为热越,不能发黄也;

但头汗出、身无汗、剂颈而还,小便不利,渴引水浆,

此为瘀热在里,热与水湿瘀结,身必发黄, 阳明病+湿热 , 茵陈蒿汤 主之。

237. 阳明证,其人喜忘者,必有蓄血。所以然者,本有久瘀血,故令喜忘,屎虽硬,大便反易,其色必黑者,宜抵当汤下之。

喜忘,屎硬,其色黑,大便反易,

本有久瘀血/蓄血,故令喜忘;屎虽硬,血性濡润,血与便合,大便反易,其色必黑。 阳明病+久瘀血 ,宜 抵当汤 下之。

238. 阳明病,下之,心中懊憹而烦,胃中有燥屎者,可攻。腹微满,初头硬,后必溏,不可攻之。若有燥屎者,宜大承气汤。

[阳明病,下之]

心中懊憹而烦,腹大满、按之痛,

有燥屎,可攻。 阳明病 ,宜 大承气汤 ;

心中懊憹,腹微满,按之不痛,大便初头硬,后溏,

不可攻之。为虚烦, 阳明病 ,与 栀子豉汤 。

239. 病人不大便五六日、绕脐痛、烦躁、发作有时者,此有燥屎,故使不大便也。

不大便五六日,绕脐痛,烦躁,发作有时,

此有燥屎,故使不大便也。 阳明病 ,当以 大承气汤 攻之。

240. 病人烦热,汗出则解,又如疟状,日晡所发热者,属阳明也。脉实者,宜下之;脉浮虚者,宜发汗。下之与大承气汤;发汗宜桂枝汤。

烦热,

太阳病+阳明病 , 大青龙汤 证,汗出则解;

脉实,又续如疟状,定时于日晡所发热,

阳明病 ,与 大承气汤 ;

脉浮虚,时发热汗出,

太阳病营卫不和 ,宜发汗,宜 桂枝汤 。

241. 大下后,六七日不大便,烦不解,腹满痛者,此有燥屎也。所以然者,本有宿食故也,宜大承气汤。

[大下后]

六七日不大便,烦不解,腹满痛,

本有宿食,胃中宿食移于肠腑,而为新的燥屎,此有燥屎。 阳明病 ,宜 大承气汤 。

242. 病人小便不利、大便乍难乍易、时有微热、喘冒不能卧者，有燥屎也，宜大承气汤。

时有微热，喘冒不能卧，小便不利，大便乍难乍易，

有燥屎也，阳明病，宜 大承气汤 。

243. 食谷欲呕，属阳明也，吴茱萸汤主之；得汤反剧者，属上焦也。

【吴茱萸汤】

吴茱萸(洗)一升，人参三两，生姜(切)六两，大枣(擘)十二枚。

上四味，以水七升，煮取二升，去滓，温服七合，日三服。

食谷欲呕，

属阳明病者，即属胃也，胃虚，里有寒饮， 太阴病 ， 吴茱萸汤 主之；

得(吴茱萸)汤反剧，属上焦也， 少阳病 。

244. 太阳病，寸缓关浮尺弱、其人发热汗出、复恶寒、不呕、但心下痞者，此以医下之也。如其不下者，病人不恶寒而渴者，此转属阳明也。小便数者，大便必硬，不更衣十日无所苦也，渴欲饮水，少少与之，但以法救之。渴者，宜五苓散。

[太阳病中风，误下]

寸缓、关浮、尺弱(即脉浮缓)；发热；汗出；复恶寒；不呕，但心下痞，

太阳病中风+心下痞 ，未传少阳病。先以 桂枝汤 解外，如有 阳明病 ，再以 泻心汤 攻痞。

[如其未用下法]

若不恶寒而渴，

此转属阳明也， 太阳病+阳明病 。

若小便数，大便硬，不更衣十日无所苦，

阳明病 ，热尚未盛，不可攻里。若有热则可用 麻子仁丸 ，热不著， 太阴病 ，可用 蜜煎 导。

若渴，欲饮水，

此欲饮水自救，少少与之，不可过多，多饮则喘，但以法救之。

若小便不利，微热而渴，

太阳病+太阴病(蓄水) ，可服 五苓散 。

245. 脉阳微而汗出者，为自和也。汗出多者，为太过。阳脉实，因发其汗，出多者，亦为太过。太过者，为阳绝于里，亡津液，大便因硬也。

脉阳微(浮弱)，汗出，

太阳病中风 ；若汗出少，为自和也；汗出多者，为太过；

阳脉实(脉浮紧)，无汗，

太阳病伤寒 ，因发其汗，出多者，亦为太过；

大便硬，

此亡津液，大便因硬，为阳(津液)绝于里，发汗太过之故。

246. 脉浮而芤，浮为阳，芤为阴，浮芤相搏，胃气生热，其阳则绝。

脉浮而芤，

浮为阳，卫气强于外，主表；芤为阴，津血虚于内。浮芤相搏，热致津虚，津虚致热，胃气生热，其阳(津液)则绝。因而大便成硬。

247. 趺阳脉浮而涩，浮则胃气强，涩则小便数，浮涩相搏，大便则硬，其脾为约，麻子仁丸主之。

【麻子仁丸】

麻子仁二升，芍药半斤，枳实(炙)半斤，大黄(去皮)一斤，厚朴(炙，去皮)一尺，杏仁(去皮尖，熬，别作脂)一升。

上六味，蜜和丸，如梧桐子大，饮服十丸，日三服，渐加，以知为度。

趺阳脉浮而涩，小便数，大便硬，

趺阳脉候胃，浮则胃气强(胃气生热则脉浮)，涩则小便数(小便数亡津液，则脉见涩)，浮涩相搏，津绝于里，大便则硬，其脾为约， 阳明病 ，麻

子仁丸 主之。

248. 太阳病三日，发汗不解，蒸蒸有热者，属胃也，调胃承气汤主之。

[太阳病,三日,发汗不解]

蒸蒸有热，无大汗出，无腹满痛，

热发于内，属胃也，阳明病，调胃承气汤 主之。

249. 伤寒吐后，腹胀满者，与调胃承气汤。

[太阳病伤寒,吐后]

腹胀满，

胃气不和，阳明病，与 调胃承气汤。

250. 太阳病，若吐、若下、若发汗后、微烦、小便数、大便因硬者，与小承气
汤和之愈。

[太阳病,若吐、若下、若发汗后]

微烦；小便数，大便硬，

阳明病，与 小承气汤 和之愈。

251. 得病二三日，脉弱，无太阳、柴胡证，烦躁，心下硬，至四五日，虽能
食，以小承气汤少少与微和之，令小安；至六日，与承气汤一升；若不
大便六七日，小便少者，虽不能食，但初头硬后必溏，未定成硬，攻之
必溏，须小便利，屎定硬，乃可攻之，宜大承气汤。

[阳明病得病二三日]

脉弱；烦躁；心下硬；无太阳病、无少阳病(柴胡证)，四五日不大便，能
食，

阳明病。以 小承气汤 少少与，微和之，令小安；

[至六日,仍]

若不能食，不大便，

里当有燥屎，与小承气汤一升，观察之。

若不能食，小便少，不大便六七日，

大便初头硬后溏，未定成硬，仍不可以大承气汤攻之。攻之必溏。

待至小便利,屎硬,

乃可攻之, 阳明病 ,宜 大承气汤 。

252. 伤寒六七日,目中不了了,睛不和,无表里证,大便难,身微热者,此
为实也,急下之,宜大承气汤。

[太阳病伤寒,六七日]

目中不了了(视物不明),睛不和(眸子暗无光泽);大便难,

此为实也,急下之。 阳明病 ,宜 大承气汤 。

253. 阳明病,发热汗出多者,急下之,宜大承气汤。

发热(大热),汗出多(大汗),

阳明病 ,急下之,宜 大承气汤 。

254. 发汗不解,腹满痛者,急下之,宜大承气汤。

[太阳病,发汗,不解]

腹满、痛重,

实结已甚,急下之, 阳明病 ,宜 大承气汤 。

255. 腹满不减,减不足言,当下之,宜大承气汤。

腹满不减,减不足言,

为实,还当下之, 阳明病 ,轻者用 三物厚朴汤 ,重者宜 大承气汤 。

256. 阳明少阳合病,必下利。其脉不负者,为顺也;负者,失也。互相克贼,
名为负也。脉滑而数者,有宿食也,当下之,宜大承气汤。

脉滑而数,下利,

有宿食也,当下之。 阳明病 ,宜 大承气汤 。

257. 病人无表证,发热七八日,虽脉浮数者,可下之。假令已下,脉数不
解,合热则消谷善饥,至六七日不大便者,有瘀血,属抵当汤。

脉浮数,发热七八日;无明显的表证,

属里热,可下之。 阳明病 ,可选 调胃承气汤 ;也有从 阳明病+少阳
病 ,选 大柴胡汤加石膏或小柴胡汤加大黄 的机会。

[假令已下]

脉数不解(即里热不解);消谷善饥;至六七日不大便,

阳明病+瘀血 ,属 抵当汤 。

258. 若脉数不解,而下不止,必协热便脓血也。

[接上条,假令已下]

脉数,下利不止,甚至便脓血,

协热利也。 少阳病+阳明病 ,可选 黄芩汤 或 白头翁汤 类治之。

259. 伤寒发汗已,身目为黄,所以然者,以寒湿在里不解故也。以为不可

下也,于寒湿中求之。

[太阳病伤寒,发汗已]

身目为黄,小便不利,或大便溏,

阴黄,以寒湿在里不解故也。 太阴病(寒湿,湿盛于热) ,以为不可下也,

不能用茵陈蒿汤、栀子大黄汤等下剂,治以 茵陈五苓散 。

260. 伤寒七八日,身黄如橘子色、小便不利、腹微满者,茵陈蒿汤主之。

[太阳病伤寒,七八日]

身黄如橘子色;小便不利;腹微满,

阳黄, 阳明病+(热湿,热胜于湿) , 茵陈蒿汤 主之。

261. 伤寒身黄发热,栀子蘗皮汤主之。

【栀子蘗皮汤】

肥栀子(擘)十五个,甘草(炙)一两,黄蘗二两。

上三味,以水四升,煮取一升半,去滓,分温再服。

发热(热势洄涌非翕翕发热),不恶寒;身黄,

阳明病+湿热 外证, 栀子蘗皮汤 主之。

262. 伤寒瘀热在里,身必黄,麻黄连轺赤小豆汤主之。

【麻黄连轺赤小豆汤】

麻黄(去节)二两,连轺二两,杏仁(去皮尖)四十个,赤小豆一升,大枣(擘)十二

枚,生梓白皮(切)一升,生姜(切)二两,甘草(炙)二两。

上八味,以潦水一斗,先煮麻黄再沸,去上沫,内诸药,煮取三升,去滓,分温三服,半日服尽。

恶寒,发热,无汗;身黄,表证在,

太阳病伤寒,瘀热在里, 太阳病伤寒+阳明病+湿热(黄疸病) ,麻黄连轺赤小豆汤 主之。

恶寒,发热,有汗;头项强痛;身黄,

太阳病中风+阳明病+湿(黄疸病) ,桂枝加黄芪汤 。

第五节 辨少阳病脉证并治

（起 263 条迄 272 条）

263. 少阳之为病，口苦，咽干，目眩也。

口苦，咽干，目眩，鼻塞，耳鸣，

少阳病。

264. 少阳中风，两耳无所闻、目赤、胸中满而烦者，不可吐下，吐下则悸而惊。

[太阳病中风转属少阳病]

两耳无所闻，目赤，胸中满（胸胁苦满）而烦（心烦），

少阳病，不可吐下，吐下则悸而惊。

265. 伤寒，脉弦细，头痛发热者，属少阳。少阳不可发汗，发汗则谵语，此属胃，胃和则愈，胃不和，烦而悸。

[太阳病伤寒转属少阳病]

脉弦细，头痛，发热，

属 少阳病，少阳不可发汗；

[若发汗]

谵语，烦而悸，

此属胃，阳明病。胃和则愈，宜 调胃承气汤。

266. 本太阳病不解，转入少阳者，胁下硬满，干呕不能食，往来寒热，尚未吐下，脉沉紧者，与小柴胡汤。

[本太阳病不解，转入少阳病者，尚未吐下]

脉沉紧，往来寒热，胁下硬满，干呕，不能食，

少阳病，不可吐下，与 小柴胡汤。

267. 若已吐、下、发汗、温针，谵语，柴胡汤证罢，此为坏病，知犯何逆，以
法治之。

[若已吐、下、发汗、温针]

谵语，柴胡汤证罢，

此为坏病。知犯何逆，以法治之。

268. 三阳合病，脉浮大，上关上，但欲眠睡，目合则汗(盗汗)。

脉浮大，上于关上；但欲眠睡，目合则汗。

太阳脉浮；阳明脉大，上关上，积在心下，侯少阳部位。 太阳病+阳明
病+少阳病 ，三阳合病。

269. 伤寒六七日，无大热，其人躁烦者，此为阳去入阴故也。

[太阳病伤寒，六七日]

无大热，躁烦，

此为外去入里也， 太阳病转属为阴证 。

270. 伤寒三日，三阳为尽，三阴当受邪，其人反能食而不呕，此为三阴不受
邪也。(胡希恕认为此句疑非仲景文)

271. 伤寒三日，少阳脉小者，欲已也。

[太阳病伤寒，三日]

关上脉小而不弦，

少阳病 ，病欲已也。

272. 少阳病，欲解时，从寅至辰上。(胡希恕认为此句疑非仲景文)

第六节　辨太阴病脉证并治

（起273条迄280条）

273. 太阴之为病,腹满而吐,食不下,自利益甚,时腹自痛。若下之,必胸下结硬。

　　腹满,吐,食不下,自利益甚,时腹自痛,

　　| 太阴病 |。若下之,必胸下结硬成痞。

274. 太阴中风,四肢烦疼,阳微阴涩而长者,为欲愈。

　　阳脉微(浮取见微)、阴脉涩而长(沉取见涩而长);四肢烦疼,

　　为 | 太阳病中风+太阴病 |,而欲愈。

275. 太阴病,欲解时,从亥至丑上。(胡希恕认为此句疑非仲景文)

276. 太阴病,脉浮者,可发汗,宜桂枝汤。

　　(所谓太阴病,当指有下利、腹疼的里证而言,但为阳证而非阴证)

　　脉浮缓,下利,腹痛,

　　| 太阳病+阳明病 |,先解表,可发汗。有汗,宜 | 桂枝汤 |;无汗,宜 | 葛根汤 |。

277. 自利不渴者,属太阴,以其脏有寒故也,当温之,宜服四逆辈。

　　自利,不渴,

　　脏有寒,属 | 太阴病 |,当温之,宜服 | 四逆辈 |;

　　自利,渴,

　　属 | 阳明病 |也,

278. 伤寒脉浮而缓,手足自温者,系在太阴;太阴当发身黄,若小便自利者,不能发黄;至七八日,虽暴烦下利,日十余行,必自止,以脾家实,腐秽当去故也。

　　脉浮缓,手足自温,

太阳病表热入里加湿,此为系在太阴,太阳病＋太阴病。

若小便不利,则身当发黄;

若小便自利,则身不发黄;

[至七八日]

暴烦下利,日十余行,

以脾家实,腐秽当去故也。利必自止而病愈。

279. 本太阳病,医反下之,因尔腹满时痛者,属太阴也,桂枝加芍药汤主之;大实痛者,桂枝加大黄汤主之。

> **【桂枝加芍药汤】**
>
> 桂枝(去皮)三两,芍药六两,甘草(炙)二两,大枣(擘)十二枚,生姜(切)三两。
>
> 上五味,以水七升,煮取三升,去滓,温分三服。本云:桂枝汤,今加芍药。
>
> **【桂枝加大黄汤】**
>
> 桂枝(去皮)三两,大黄二两,芍药六两,生姜(切)三两,甘草(炙)二两,大枣(擘)十二枚。
>
> 上六味,以水七升,煮取三升,去滓,温服一升,日三服。

[本太阳病,医反下之,因尔]

脉浮,恶寒,腹满,时痛,

太阳病＋阳明病,桂枝加芍药汤主之;

(腹满时痛有似于太阴,而非真虚寒在里的太阴病)

脉浮,恶寒,大实痛,

太阳病＋阳明病,桂枝加大黄汤主之。

280. 太阴为病,脉弱,其人续自便利,设当行大黄芍药者,宜减之,以其人胃气弱,易动故也。

脉弱(或沉细、或沉微),自便利,

太阴病。宜服四逆辈。设当行大黄、芍药者,宜减之,以其人胃气弱,易动故也。

第七节　辨少阴病脉证并治

（起281条迄325条）

281. **少阴之为病,脉微细,但欲寐也。**

脉浮、微细,无热、恶寒,但欲寐,

少阴病 。

282. **少阴病,欲吐不吐、心烦但欲寐、五六日、自利而渴者,属少阴也,虚**
　　故引水自救。若小便色白者,少阴病形悉具。小便白者,以下焦虚有
　　寒,不能制水,故令色白也。

欲吐不吐、心烦,但欲寐,

属 少阴病+里虚且有寒饮 也。

[少阴病,五六日,传里并发太阴病]

自利,渴,小便色白,

少阴病+太阴病 ,虚故引水自救,故渴;下焦虚有寒,不能制水,故令
小便色白也。

283. **病人脉阴阳俱紧,反汗出者,亡阳也,此属少阴,法当咽痛而复吐利。**

脉阴阳(尺、寸)俱紧,汗出,咽痛,吐利,

阳脉紧主外邪盛;阴脉紧为里有水饮;汗出为正气虚。汗出亡阳(津)
也,转为阴证 少阴病+里有水饮 。

284. **少阴病,咳而下利,谵语者,被火气劫故也,小便必难,以强责少阴汗**
　　也。

[少阴病(里虚且有寒饮),宜微发汗。如被火气劫,大发汗,强责少阴汗,津枯]

咳,下利,谵语,小便难,

此 少阴病+里有水饮 ,以火劫迫汗为证。 麻黄附子细辛汤加健胃

利水药 。

285. 少阴病,脉细沉数,病为在里,不可发汗。

少阴病,脉沉细数,

病为在里, 少阴病内传阳明病 ,不可发汗。

286. 少阴病,脉微,不可发汗,亡阳故也。阳已虚,尺脉弱涩者,复不可下之。

少阴病,寸脉微,

津虚于外,不可发汗;

尺脉弱涩,

血不足于里,即使传阳明,复不可下之。

287. 少阴病,脉紧,至七八日,自下利,脉暴微,手足反温,脉紧反去者,为

欲解也,虽烦下利,必自愈。

[少阴病,脉紧,至七八日]

突然脉微,自下利,

少阴病+太阴病 ;

若烦,手足温,

此阴去阳回,为欲解也,必自愈。

288. 少阴病,下利,若利自止,恶寒而踡卧,手足温者,可治。

少阴病,恶寒而踡卧,下利,

少阴病+太阴病 ;

若利自止,手足温,可治。

289. 少阴病,恶寒而踡,时自烦,欲去衣被者,可治。

少阴病,恶寒而踡,欲去衣被,时自烦,

有少阴病的外观,但外假寒内真热,阳热复于里,可治。

290. 少阴中风,脉阳微阴浮者,为欲愈。

[太阳病中风转为少阴病]

寸脉微,尺脉浮,

表邪衰微,里气充,邪退正复,为欲愈之象。

291. 少阴病,欲解时,从子至寅上。

292. 少阴病,吐利,手足不逆冷,反发热者,不死。脉不至者,灸少阴七

壮。

[少阳病,吐利]

少阴病转属太阴病,若手足不逆冷,反发热,(胃气不衰),可治。若脉
不至(暂象),可灸太溪七壮。

293. 少阴病,八九日,一身手足尽热者,以热在膀胱,必便血也。

[少阴病,八九日]

一身手足尽热,便血,

少阴病+阳明病+热入血室,以热在膀胱也。

294. 少阴病,但厥无汗,而强发之,必动其血,未知从何道出,或从口鼻,

或从目出者,是名下厥上竭,为难治。

少阳病,厥而无汗者,切不可发汗。强发汗,必动其血,未知从何道出,
或从口鼻,或从目出者,是名下厥上竭,为难治。

295. 少阴病,恶寒身踡而利、手足逆冷者,不治。

恶寒,身踡,手足逆冷,利,

少阴病+太阴病,胃气已衰,不治。

296. 少阴病,吐、利、躁烦、四逆者,死。

吐、利,躁烦,四逆,

少阴病+太阴病,胃气已衰,主死。

297. 少阴病,下利止而头眩、时时冒者,死。

下利止,头眩、时时冒,

少阴病+太阴病,精气尽,血虚上竭,死。

298. 少阴病,四逆、恶寒而身踡、脉不至、不烦而躁者,死。

脉不至,恶寒而身踡,四逆,不烦而躁,

少阳病并厥阴病,心气衰竭,死。

299. 少阴病,六七日,息高者,死。

气促息高,

少阳病并厥阴病 ,气脱于上,死。

300. 少阴病,脉微细沉,但欲卧,汗出不烦,自欲吐,至五六日,自利,复烦

躁不得寐者,死。

脉微细沉,但欲卧,

少阴病+水饮 ,与 麻黄附子细辛汤 。

[服药后]

汗出,烦解,仍自欲吐;

此转 太阴病 ,宜 附子汤 。

若自利,复烦躁不得寐,

太阴病 重,生机欲息,故主死。

301. 少阴病,始得之,反发热,脉沉者,麻黄细辛附子汤主之。

【麻黄细辛附子汤】

麻黄(去节)二两,细辛二两,附子(炮,去皮,破八片)一枚。

上三味,以水一斗,先煮麻黄减二升,去上沫,内诸药,煮取三升,去滓,温服一升,
日三服。

少阴病,始得之,脉沉,发热,

少阴病+寒饮在里 , 麻黄细辛附子汤 主之。

302. 少阴病,得之二三日,麻黄附子甘草汤微发汗,以二三日无里证,故微

发汗也。

【麻黄附子甘草汤】

麻黄(去节)二两,甘草(炙)二两,附子(炮,去皮,破八片)一枚。

上三味,以水七升,先煮麻黄一两沸,去上沫,内诸药,煮取三升,去滓,温服一升,
日三服。

脉微细而不沉，但欲寐，无汗，

少阴病 ，得之二三日，以二三日无里证，故微发汗也， 麻黄附子甘草汤 微发汗。

若脉微细而不沉，但欲寐，有汗，

少阴病 ， 桂枝加附子汤 。

303. **少阴病，得之二三日以上，心中烦，不得卧，黄连阿胶汤主之。**

> **【黄连阿胶汤】**
>
> 黄连四两，黄芩二两，芍药二两，鸡子黄二枚，阿胶三两，一云三挺。
>
> 上五味，以水六升，先煮三物，取二升，去滓，内胶烊尽，小冷，内鸡子黄，搅合相得，温服七合，日三服。

[少阴病，得之二三日以上，传里]

心中烦，不得卧，

阳明病 ， 黄连阿胶汤 主之。

304. **少阴病，得之一二日，口中和，其背恶寒者，当灸之，附子汤主之。**

> **【附子汤】**
>
> 附子(炮，去皮，破八片)二枚，茯苓三两，人参二两，白术四两，芍药三两。
>
> 上五味，以水八升，煮取三升，去滓，温服一升，日三服。

[少阴病，得之一二日]

口中和，背恶寒，

太阴病+胃有饮 ，当灸之， 附子汤 主之。

305. **少阴病，身体痛、手足寒、骨节痛、脉沉者，附子汤主之。**

脉沉，手足寒，身体痛、骨节痛，

太阴病+水湿痹证 ， 附子汤 主之。

306. **少阴病，下利便脓血者，桃花汤主之。**

【桃花汤】

赤石脂一斤(一半全用,一半筛末),干姜一两,粳米一升。

上三味,以水七升,煮米令熟,去滓,温服七合,内赤石脂末方寸匕,日三服。若一服愈,余勿服。

脉微细沉,下利便脓血,无里急后重,

太阴病,宜温涩,桃花汤主之。

若脉滑数,下利便脓血,里急后重,

热实证,阳明病,白头翁汤加大黄。

307. 少阴病,二三日至四五日,腹痛、小便不利、下利不止、便脓血者,桃花汤主之。

[少阴病,二三日至四五日]

腹痛、下利不止、便脓血,小便不利,

太阴病,桃花汤主之。

308. 少阴病,下利便脓血者,可刺。

309. 少阴病,吐利,手足逆冷,烦躁欲死者,吴茱萸汤主之。

【吴茱萸汤】

吴茱萸一升,人参二两,生姜(切)六两,大枣(擘)十二枚。

上四味,以水七升,煮取二升,去滓,温服七合,日三服。

[少阴病,传里]

吐利,手足逆冷,烦躁欲死,

太阴病 + 水饮,吴茱萸汤主之。

咽　痛

310. 少阴病,下利,咽痛,胸满,心烦,猪肤汤主之。

> 【猪肤汤】
>
> 猪肤一斤。
>
> 上一味,以水一斗,煮取五升,去滓,加白蜜一升,白粉五合,熬香,和令相得,温分六服。

咽痛,胸满,心烦,下利,

有热上炎,下利为热利,少阴病转属 少阳病 , 猪肤汤 主之。

311. 少阴病,二三日,咽痛者,可与甘草汤;不差,与桔梗汤。

> 【甘草汤】
>
> 甘草二两。
>
> 上一味,以水三升,煮取一升半,去滓,温服七合,日二服。
>
> 【桔梗汤】
>
> 桔梗一两,甘草二两。
>
> 上二味,以水三升,煮取一升,去滓,温分再服。

[少阴病,二三日]

咽痛轻,

少阳病 ,可与 甘草汤 ;

不差,咽痛重,

少阳病 ,与 桔梗汤 。

312. 少阴病,咽中伤、生疮、不能语言、声不出者,苦酒汤主之。

【苦酒汤】

半夏(洗、破如枣核)十四枚,鸡子一枚(去黄,内上苦酒,着鸡子壳中)。

上二味,内半夏,着苦酒中,以鸡子壳置刀环中,安火上,令三沸,去滓,少少含咽之,不差,更作三剂。

咽中伤、生疮、不能语言、声不出,

| 太阴病 |,| 苦酒汤 |主之。

313. **少阴病,咽中痛,半夏散及汤主之。**

【半夏散及汤】

半夏(洗)、桂枝(去皮)、甘草(炙)。

上三味,等分,各别捣筛已,合治之,白饮和,服方寸匕,日三服。若不能服散者,以水一升,煎七沸,内散两方寸匕,更煮三沸,下火令小冷,少少咽之。半夏有毒,不当散服。

脉浮,恶寒,咽中痛,

| 太阳病+太阴病 |,| 半夏散及汤 |主之。

下　利

314. **少阴病,下利,白通汤主之。**

【白通汤】

葱白四茎,干姜一两,附子(生,去皮,破八片)一枚。

上三味,以水三升,煮取一升,去滓,分温再服。

脉微细,下利,

少阴病+太阴病(表里并病+下利)，白通汤 主之。

315. 少阴病，下利，脉微者，与白通汤。利不止，厥逆无脉，干呕烦者，白通加猪胆汁汤主之。服汤，脉暴出者死，微续者生。(胡希恕辨析：本条白通加猪胆汁汤，乃四逆加猪胆汁汤之误。故从之)

> 【白通加猪胆汁汤】
>
> 葱白四茎，干姜一两，附子(生，去皮，破八片)一枚，人尿五合，猪胆汁一合。
>
> 上五味，以水三升，煮取一升，去滓，内胆汁、人尿，和令相得，分温再服。若无胆亦可用。

少阴病，下利，虽可用白通汤主之，但因脉微较甚者，不可与白通汤；

[少阴病脉微，误用白通汤]

脉无，利不止，厥逆、干呕，烦，

太阴病，通脉四逆加猪胆汁汤 主之。服汤，脉暴出者死；微续者生。

316. 少阴病，二三日不已，至四五日，腹痛、小便不利、四肢沉重疼痛、自下利者，此为有水气，其人或咳、或小便利、或下利(胡希恕认为应为或不下利)、或呕者，真武汤主之。

> 【真武汤】
>
> 茯苓三两，芍药三两，白术二两，生姜(切)三两，附子(炮，去皮，破八片)一枚。
>
> 上五味，以水八升，煮取三升，去滓，温服七合，日三服。
>
> 若咳者，加五味子半斤，细辛一两，干姜一两。若小便利者，去茯苓。若下利者，去芍药，加干姜二两。若呕者，去附子，加生姜，足前为半斤。(胡希恕认为此段疑非仲景文)

[少阴病，二三日，服麻黄附子细辛汤，因小便不利里有停饮，故少阴表证未已，至四五日]

腹痛，四肢沉重疼痛，小便不利，自下利，或咳、或小便利、或不下利、或呕者，

少阴病+太阴病+里有停水，真武汤 主之。

317. 少阴病,下利清谷,里寒外热,手足厥逆,脉微欲绝,身反不恶寒。其人面色赤、或腹痛、或干呕、或咽痛、或利止脉不出者,通脉四逆汤主之。

> 【通脉四逆汤】
>
> 甘草(炙)二两,附子(生用,去皮,破八片)大者一枚,干姜三两,强人可四两。
>
> 上三味,以水三升,煮取一升二合,去滓,分温再服,其脉即出者愈。面赤色者,加葱九茎(胡希恕认为此段疑非仲景文)。腹中痛者,去葱加芍药二两。呕者,加生姜二两。咽痛者,去芍药加桔梗一两。利止脉不出者,去桔梗加人参二两。病皆与方相应者,乃服之。

脉微欲绝,不恶寒,面色赤,下利清谷,手足厥逆。或腹痛、或干呕、或咽痛、或利止脉不出,

里真寒外假热,太阴病,通脉四逆汤主之。

318. 少阴病,四逆、其人或咳、或悸、或小便不利、或腹中痛、或泄利下重者,四逆散主之。

> 【四逆散】
>
> 甘草(炙)、枳实(破,水渍,炙干)、柴胡、芍药。
>
> 上四味,各十分,捣筛,白饮和服方寸匕,日三服。咳者,加五味子、干姜各五分,并主下利。悸者,加桂枝五分。小便不利者,加茯苓五分。腹中痛者,加附子一枚,炮令坼。泄利下重者,先以水五升,煮薤白三升,煮取三升,去滓,以散三方寸匕,内汤中,煮取一升半,分温再服。

[因四逆而冠之以"少阴病",但此四逆实为热厥而非寒厥也]

或腹中痛、或泄利下重,或咳、或悸、或小便不利,

少阳病,四逆散主之。

319. 少阴病,下利六七日,咳而呕渴,心烦不得眠者,猪苓汤主之。

[小便不利,水湿内停]

下利,六七日,渴、咳、呕、心烦、不得眠,

| 阳明病+水饮 | 猪苓汤 | 主之。

320. **少阴病,得之二三日,口燥咽干者,急下之,宜大承气汤。**

[少阴病,得之二三日]

口燥、咽干,大便燥结,

| 阳明病 | ,急下之,宜 | 大承气汤 |。

321. **少阴病,自利清水、色纯青、心下必痛、口干燥者,可下之,宜大承气汤。**

自利屙水,色青褐味臭,心下痛,口干燥,

| 阳明病 | ,急下之,宜 | 大承气汤 |。

322. **少阴病,六七日,腹胀、不大便者,急下之,宜大承气汤。**

[病始或有少阴病外观,六七日]

腹胀六七日,不大便,

| 阳明病 | ,急下之,宜 | 大承气汤 |。

323. **少阴病,脉沉者,急温之,宜四逆汤。**

[始为少阴病]

脉沉,(虚寒在里),为防内传 | 太阴 | 急温之,宜 | 四逆汤 |。

324. **少阴病,饮食入口则吐,心中温温欲吐,复不能吐,始得之,手足寒,脉弦迟者,此胸中实,不可下也,当吐之。若膈上有寒饮,干呕者,不可吐也,当温之,宜四逆汤。**

脉弦迟,手足寒,饮食入口则吐,心中温温欲吐,复不能吐,
此胸中实,不可下也,当吐之, | 阳明病 | ,水饮在上宜 | 瓜蒂散 | ;
若手足逆冷,干呕,
膈上(胃)有寒饮,不可吐也, | 太阴病+水饮 | ,当温之,宜 | 四逆汤 |。

325. **少阴病,下利、脉微涩、呕而汗出、必数更衣、反少者,当温其上,灸之。**
脉微涩,下利,呕而汗出,频欲如厕而大便反少,

| 少阴病+太阴病 | ,宜四逆辈,(或)灸之。

第八节　辨厥阴病脉证并治

（起 326 条迄 381 条）

326. 厥阴之为病, 消渴, 气上撞心, 心中疼热, 饥而不欲食, 食则吐蛔, 下之
利不止。

消渴, 气上撞心, 心中疼热, 饥而不欲食, 食则吐蛔,

厥阴病 , 津不足, 血虚。上热下寒或寒多微有热, 或但寒不热。下之,

利不止。

327. 厥阴中风, 脉微浮, 为欲愈, 不浮, 为未愈。

[太阳病中风转属厥阴病]

脉微而浮,

由阴出阳, 为 厥阴病 欲愈;

脉不浮,

为 厥阴病 未愈。

328. 厥阴病, 欲解时, 从丑至卯上。 (胡希恕认为此句疑非仲景文)

329. 厥阴病, 渴欲饮水者, 少少与之, 愈。

厥阴病 , 渴欲饮水,

厥阴病津少, 引水自救。少少与之, 愈, 非消渴也。

厥

330. 诸四逆厥者, 不可下之, 虚家亦然。

诸四逆厥,

虽有实证,多属 虚寒 ,虚家不可下之。

331. **伤寒先厥,后发热而利者,必自止,见厥复利。**

先厥而利;后又发热,其利必自止;其后又厥,随厥而复利,

厥阴病 ,厥热往复,半表半里之病。

332. **伤寒始发热六日,厥反九日而利。凡厥利者,当不能食,今反能食者,恐为除中。食以索饼,不发热者,知胃气尚在,必愈。恐暴热来出而复去也。后三日脉之,其热续在者,期之旦日夜半愈。所以然者,本发热六日,厥反九日,复发热三日,并前六日,亦为九日,与厥相应,故期之旦日夜半愈。后三日脉之而脉数,其热不罢者,此为热气有余,必发痈脓也。**

[厥阴病]

始发热六日,厥反九日,而利,

阳退阴进,

复发热三日,

并前六日,亦为九日,与厥相应,故期之旦日(次日)夜半愈;

后三日脉之而脉数,其热不罢,

此为热气有余,营血受伤,必发痈脓也。

若厥利,能食,

凡厥利(阴寒胃气衰)者,当不能食,今反能食者恐为除中(胃气将绝,除去中气)。食以索饼,不发热者,知胃气尚在,必愈。恐暴热来出而复去也,此为除中。不治。

333. **伤寒脉迟六七日,而反与黄芩汤彻其热,脉迟为寒,今与黄芩汤复除其热,腹中应冷,当不能食,今反能食,此名除中,必死。**

[太阳病伤寒六七日,多传里]

脉迟,

为表热里寒, 太阴病 ,当服 四逆辈 ;

[今与黄芩汤,复除其热]

174

能食，

腹中应冷，当不能食，今反能食，此名 除中 ，必死。

334. 伤寒，先厥后发热，下利必自止，而反汗出，咽中痛者，其喉为痹。发热无汗，而利必自止，若不止，必便脓血。便脓血者，其喉不痹。

[太阳病伤寒]

先厥、利，后发热，

阴退阳进，下利必自止；

若汗出，咽中痛(喉痹)，

热有余，转属 少阳病 ， 桔梗汤 ；

若发热，无汗，下利，

下利不随发热而止；发热随利下陷而成协热利，必便脓血，不喉痹。

少阳病 ， 黄芩汤 类。

335. 伤寒，一二日至四五日厥者，必发热。前热者后必厥，厥深者热亦深，厥微者热亦微。厥应下之，而反发汗者，必口伤烂赤。

[太阳伤寒，一二日至四五日]

发热，厥……厥深者热亦深，厥微者热亦微，

阳明病 ，此热厥当下之。若误用汗法，伤津助热，则口伤烂赤。

336. 伤寒病，厥五日，热亦五日，设六日，当复厥，不厥者自愈。厥终不过五日，以热五日，故知自愈。

[伤寒病进入厥阴病阶段]

厥五日，热亦五日；至六日，不厥，

厥终不过五日，以热五日，故知 自愈 ；但若热有余，则另当别论。

337. 凡厥者，阴阳气不相顺接，便为厥。厥者，手足逆冷者是也。

厥者，手足逆(由四肢末端向上至肘膝)冷者是也。

338. 伤寒，脉微而厥，至七八日，肤冷，其人躁无暂安时者，此为藏厥，非蛔厥也。蛔厥者，其人当吐蛔。令病者静，而复时烦者，此为藏寒。蛔上入其膈，故烦，须臾复止，得食而呕，又烦者，蛔闻食臭出，其人当

自吐蛔。蛔厥者，乌梅丸主之。又主久利。

> **【乌梅丸】**
>
> 乌梅三百枚，细辛六两，干姜十两，黄连十六两，附子(炮，去皮)六两，当归四两，黄蘗六两，桂枝(去皮)六两，人参六两，蜀椒(出汗)四两。
>
> 上十味，异捣筛，合治之。以苦酒渍乌梅一宿，去核，蒸之五斗米下，饭熟捣成泥，和药令相得，内臼中，与蜜杵二千下，丸如梧桐子大，先食，饮服十丸，日三服。稍加至二十丸，禁生冷、滑物、臭食等。

[伤寒病后期]

脉微，厥，肤冷，躁无暂安时者，

此为 藏厥 (胃气衰败)，非蛔厥也；

静而复时烦，须臾复止；得食而呕又烦，吐蛔，

此为 蛔厥 ，胃寒，下寒上冲，蛔上入其膈，故烦；得温而静，须臾复止；得食而呕，又烦者，蛔闻食臭出，其人当自吐蛔。 蛔厥 者， 厥阴病 ， 乌梅丸 主之，又主 虚寒久利 。

339. **伤寒，热少微厥，指头寒，嘿嘿不欲食，烦躁，数日，小便利，色白者，此热除也，欲得食，其病为愈。若厥而呕，胸胁烦满者，其后必便血。**

[太阳病伤寒]

热少，微厥，指头寒；嘿嘿不欲食，烦躁，

此热微厥亦微的热厥， 少阳病 ， 小柴胡汤 证；

[数日]

小便利，色白，

此热除也，欲得食(胃和)，(少阳热证已去)其病为愈；

若呕、胸胁烦满，厥，

少阳病+阳明病 ， 大柴胡汤 主之。热盛而入里，若久不治，其后必便血。

340. **病者手足厥冷，言我不结胸，小腹满，按之痛者，此冷结在膀胱关**

元也。

手足厥冷,言我不结胸,小腹满、按之痛,

此冷结在膀胱关元也。 寒厥,阴性病 ,若为实证, 大黄附子细辛类
主之。若为虚证,当用温法,有用 大建中汤或粳米附子汤 之机会。

341. **伤寒发热四日,厥反三日,复热四日,厥少热多者,其病当愈。四日至
七日热不除者,必便脓血。**

发热四日,厥三日,复热四日,厥少热多,

阳进阴退,其病当愈;

四日至七日,热不除,

热太过,伤及营血,必便脓血。 热利,阳性病 , 少阳病 ,选 黄芩汤 类。

342. **伤寒,厥四日,热反三日,复厥五日,其病为进,寒多热少,阳气退,故
为进也。**

厥四日,热三日,复厥五日,寒多热少,

阴进阳退,其病为进。

343. **伤寒六七日,脉微,手足厥冷,烦躁,灸厥阴,厥不还者,死。**

[伤寒病至厥阴阶段]

脉微,手足厥冷,烦躁,

藏厥 ,灸厥阴(太冲),厥不还者,死。

344. **伤寒发热,下利厥逆,躁不得卧者,死。**

[太阳伤寒]

发热,下利,厥逆,躁不得卧,

太阴病 , 四逆汤 主之。躁不得卧者,死。

345. **伤寒发热,下利至甚,厥不止者,死。**

[太阳伤寒]

发热,下利至甚,厥不止,

太阳病+太阴病 ,难治,下利已有虚脱之象,死。

346. **伤寒六七日,不利,便发热而利,其人汗出不止者,死,有阴无阳故也。**

[太阳病伤寒,六七日前,不下利,六七日时]

发热,利,汗出不止,

精脱殆尽,邪气独留,故主死。

347. 伤寒五六日,不结胸,腹濡,脉虚复厥者,不可下。此亡血,下之死。

[太阳病伤寒,五六日]

脉虚,不结胸,腹濡,厥,

太阳病+太阴病,虚致厥,不可下,当归四逆汤主之。此亡血,下之死。

348. 发热而厥,七日,下利者,为难治。

[太阳病伤寒]

发热,厥,

热厥,太阳病+阳明病。表解后,去热则厥止。

七日,发热而厥,又增下利,

为难治。太阳病+太阴病,舍表救里,宜四逆辈。

349. 伤寒脉促,手足厥逆,可灸之。

[太阳伤寒]

脉促(寸脉浮,关以下沉),手足厥逆,

太阳病+太阴病,可灸之,或服四逆汤。

350. 伤寒,脉滑而厥者,里有热,白虎汤主之。

[太阳伤寒]

脉滑,厥者,

里有热,热厥,阳明病,白虎汤主之。

351. 手足厥寒,脉细欲绝者,当归四逆汤主之。

【当归四逆汤】

当归三两,桂枝(去皮)三两,芍药三两,细辛三两,甘草(炙)二两,通草二两,大枣(擘)二十五枚(一法十二枚)

上七味,以水八升,煮取三升,去滓,温服一升,日三服。

脉细欲绝,手足厥寒,

太阳病+太阴病+血虚 ,当归四逆汤 主之。

352. 若其人内有久寒者,宜当归四逆加吴茱萸生姜汤。

> 【当归四逆加吴茱萸生姜汤】
>
> 当归三两,芍药三两,甘草(炙)二两,通草二两,桂枝(去皮)三两,细辛三两,生姜(切)半斤,吴茱萸二升,大枣(擘)二十五枚。
>
> 上九味,以水六升,清酒六升和,煮取五升,去滓,温分五服。

脉细欲绝,手足厥寒,或腹痛、或呕逆头痛,

太阳病+太阴病+内有久寒 ,宜 当归四逆加吴茱萸生姜汤 。

353. 大汗出、热不去、内拘急、四肢疼、又下利、厥逆而恶寒者,四逆汤主之。

恶寒,大汗出、热不去;内拘急、四肢疼,下利、厥逆,

太阳病+太阴病 ,寒厥, 四逆汤 主之。

354. 大汗,若大下利而厥冷者,四逆汤主之。

大汗,大下利,厥冷,

太阴病 ,寒厥, 四逆汤 主之。

355. 病人手足厥冷,脉乍紧者,邪结在胸中,心下满而烦,饥不能食者,病在胸中,当须吐之,宜瓜蒂散。

脉乍紧,心下满而烦;手足厥冷;饥不能食,

邪结在胸中, 阳明病 ,当须吐之,宜 瓜蒂散 。

356. 伤寒,厥而心下悸,宜先治水,当服茯苓甘草汤,却治其厥。不尔,水渍入胃,必作利也。

[太阳伤寒]

厥,心下悸,小便不利,

太阳病+太阴病(水) ,宜先治水,当服 茯苓甘草汤 ,却治其厥(厥随水去)。不尔,水渍入胃,必作利也。

357. 伤寒六七日，大下后，寸脉沉而迟，手足厥逆，下部脉不至，喉咽不利，唾脓血，泄利不止者，为难治，麻黄升麻汤主之(胡希恕认为本段疑非仲景文)。

> **【麻黄升麻汤】**
>
> 麻黄(去节)二两半，升麻一两一分，当归一两一分，知母十八铢，黄芩十八铢，葳蕤(一作菖蒲)十八铢，芍药六铢，天门冬(去心)六铢，桂枝(去皮)六铢，茯苓六铢，甘草(炙)六铢，石膏(碎，绵裹)六铢，白术六铢，干姜六铢。
>
> 上十四味，以水一斗，先煮麻黄一两沸，去上沫，内诸药，煮取三升，去滓，分温三服，相去如炊三斗米顷，令尽，汗出愈。

[太阳病伤寒六七日，多传阳明，大下后]

寸脉沉而迟，下部脉(尺脉)不至(难以寻得)；手足厥逆，喉咽不利、唾脓血，泄利不止，

此病为太阳病伤寒误下的坏病，寒热虚实错杂，厥阴病。为难治。随证用药，宜 麻黄升麻汤 。

下　利

358. 伤寒四五日，腹中痛，若转气下趣少腹者，此欲自利也。

[开始为少阴病，本无里证，至四五日]

腹中痛，转气下趣少腹，

此欲自利也。 少阴病+太阴病 。

359. 伤寒本自寒下，医复吐下之，寒格，更逆吐下，若食入口即吐，干姜黄芩黄连人参汤主之。

> **【干姜黄芩黄连人参汤】**
>
> 干姜、黄芩、黄连、人参各三两。

上四味,以水六升,煮取二升,去滓,分温再服。

[下焦本自有寒,而下利者,又患太阳病伤寒,本不可吐下,而误用吐下]

上热下寒更甚,食入口即吐,下利,

厥阴病 , 干姜黄芩黄连人参汤 主之。

360. **下利,有微热而渴,脉弱者,今自愈。**

脉弱,有微热,渴,下利,

里有热,邪已衰,热渐退, 阳明病 ,今自愈。

361. **下利脉数,有微热汗出,今自愈;设复紧,为未解。**

脉数而缓弱,有微热,汗出,下利,

热共汗而外越, 太阳病+阳明病 ,此利今自愈;

设脉复数紧,

热犹实,此利为未解。

362. **下利、手足厥冷、无脉者,灸之。不温,若脉不还,反微喘者,死。**

无脉,下利,手足厥冷,

阴极虚欲脱,灸之;

若脉不还,手足不温,下利反微喘,

太阴病 ,此为阴寒下利的死证。

362(续). **少阴负趺阳者,为顺也。** (胡希恕认为此句疑非仲景文)

363. **下利,寸脉反浮数,尺中自涩者,必清脓血。**

寸脉浮数,尺中自涩,下利,清脓血。

脉浮数,热邪亢盛。尺中自涩,血亡失于下,下利见此脉,故知必便脓血。 太阳病+阳明病 , 葛根汤加黄芩加阿胶 。

364. **下利清谷,不可攻表,汗出必胀满。**

下利清谷,

里虚寒, 太阴病 ,即表未解,宜不可攻表。若误攻其表则汗出,必胀满。

365. **下利,脉沉弦者,下重也;脉大者,为未止;脉微弱数者,为欲自止,虽**

发热不死。

脉沉弦,下利,肛门重坠,腹痛,

下重(里急后重)也;即滞下的痢疾。

脉大,下利,

邪盛,利为未止;

脉微弱数,下利,

邪已衰,为利欲自止,虽发热不死。

366. 下利,脉沉而迟,其人面少赤,身有微热,下利清谷者,必郁冒汗出而
   解,病人必微厥,所以然者,其面戴阳,下虚故也。

脉沉而迟,面少赤,身有微热,下利清谷,

太阴病 ,阴去阳复,其面戴阳,当自汗出解;欲自解,必郁冒汗出而
解,病人必微厥(战汗等瞑眩反应)。

367. 下利,脉数而渴者,今自愈;设不差,必清脓血,以有热故也。

脉数,渴,下利,

少阳阳明病 ,下利,热随利出,今自愈;

设不差,便脓血,

少阳阳明病 ,下利不解,以有热不除故也。

368. 下利后脉绝,手足厥冷,晬时脉还,手足温者,生;脉不还者,死。

[下利止后]

脉绝,手足厥冷,

此胃气未复,心气又衰。 厥阴病+太阴病 四逆汤+养血复心之品 。

晬时(24 小时)脉还;手足温,

生;

脉不还,

死。

369. 伤寒下利,日十余行,脉反实者,死。

[太阳病伤寒,表已解]

发热,下利,日十余行,

　　热利。 阳性病 ,宜解热治利,选 白头翁汤 类。

若脉实,下利频频,

　　邪气盛, 阳明病 ,死。

370. **下利清谷,里寒外热,汗出而厥者,通脉四逆汤主之。**

　　汗出,下利清谷,厥,

　　里寒外热, 太阴病+虚脱 ,通脉四逆汤 主之。

371. **热利下重者,白头翁汤主之。**

```
【白头翁汤】
白头翁二两,黄檗三两,黄连三两,秦皮三两。
上四味,以水七升,煮取二升,去滓,温服一升。不愈,更服一升。
```

发热,利,下重(里急后重),

　　热利, 阳明病 , 白头翁汤 主之。

372. **下利腹胀满,身体疼痛者,先温其里,乃攻其表,温里宜四逆汤,攻表宜桂枝汤。**

　　下利清谷,腹胀满,身体疼痛,

　　 太阳病+太阴病 ,先温其里,乃攻其表,温里宜 四逆汤 ,攻表宜 桂枝汤 。

373. **下利欲饮水者,以有热故也,白头翁汤主之。**

　　下利,欲饮水(渴),

　　以有热故也, 阳明病 , 白头翁汤 主之。

374. **下利谵语者,有燥屎也,宜小承气汤。**

　　下利,谵语,

　　有宿食(非燥屎)也, 阳明病 ,宜 小承气汤 。热重者与 调胃承气汤 。

375. **下利后,更烦,按之心下濡者,为虚烦也,宜栀子豉汤。**

[下利后]

烦，心下濡，

为 虚烦 也， 阳明病 ，宜 栀子豉汤 。

呕

376. 呕家有痈脓者，不可治呕，脓尽自愈。

呕家，有痈脓，

不可治呕，脓尽自愈。

377. 呕而脉弱，小便复利，身有微热，见厥者难治，四逆汤主之。

脉弱，呕，小便利，身有微热，厥，

太阴病 ，难治， 四逆汤 主之。

378. 干呕、吐涎沫、头痛者，吴茱萸汤主之。

干呕、吐涎沫(或不吐涎沫但口水素多)、头痛(或不头痛但头晕，美尼尔氏综合征)，

太阴病+水饮 ， 吴茱萸汤 主之。

379. 呕而发热者，小柴胡汤主之。

呕，发热，

少阳病 ， 小柴胡汤 主之。

哕

380. 伤寒，大吐、大下之、极虚、复极汗者，其人外气怫郁，复与之水，以发其汗，因得哕。所以然者，胃中寒冷故也。

[太阳病伤寒，大吐、大下之，极虚，复发汗，津虚无汗]

外有微热，面色红赤，无汗，

其人外气怫郁，

虚寒于里,虽外气怫郁,不可发汗。

[复与之热水,以发其汗]

哕(干呕而不吐,其声连连),

发汗后,胃中更寒,冷故也。

381. **伤寒,哕而腹满,视其前后,知何部不利,利之即愈。**

哕,腹满,

依病的属性,视其前后(二便),知何部不利,大便不利通大便,小便不利利小便,利之即愈。

第九节 辨霍乱病脉证并治

(起 382 条迄 391 条)

382. 问曰:病有霍乱者何? 答曰:呕吐而利,此名霍乱。

呕吐而利,

此名 霍乱 。

383. 问曰:病发热头痛,身疼恶寒,吐利者,此属何病? 答曰:此名霍乱。霍乱自吐下,又利止,复更发热也。

恶寒,发热,头痛,身疼,吐利,

此名 霍乱 。 太阳病+吐利 。根据吐利的性质,属阳性病,按 太阳病+阳明病 治之;属阴性病,按 太阳病+太阴病 治之。

利止,复更发热,

若里和,利止,而表未解发热,按太阳病治之;若更复发热转属阳明,按阳明病治之;若精气内竭而利止发热,病情危重,亟当去热保津。

384. 伤寒,其脉微涩者,本是霍乱,今是伤寒,却四五日,至阴经上,转入阴必利,本呕下利者,不可治也。 欲似大便,而反矢气,仍不利者,此属阳明也,便必硬,十三日愈。所以然者,经尽故也。下利后,当便硬,硬则能食者愈。今反不能食,到后经中,颇能食,复过一经能食,过之一日当愈。 不愈者,不属阳明也。

[此承上条表证而又吐利的霍乱病]

吐利止,而更复发热,其脉微涩,

本是霍乱,今是伤寒 也,当依法治之;

[吐利止后,四五日]

复又下利,

转入阴证，太阴病。因前之吐利精气已虚，复下利者，不可治也，若治，只宜四逆汤；

[若四五日病未转阴]

欲似大便而反矢气者，

此转属阳明病，必便硬，待津液复，则自愈；

[下利止后，是否病愈，当作如下观察]

若大便硬，并能食，

胃气已复，故病当愈；

若大便硬而不能食，

则胃气未复；

又过六七日能食，

为防除中之变，须再观察六七日。仍能食者，方可断定此为胃复病愈也。

假如此时病当愈而不愈，

则不属阳明病。当随证治之。

385. 恶寒脉微而复利，利止，亡血也，四逆加人参汤主之。

【四逆加人参汤】

甘草(炙)二两，附子(生，去皮，破八片)一枚，干姜一两半，人参一两。

上四味，以水三升，煮取一升二合，去滓，分温再服。

脉微，恶寒，(复)利，(后又)利止，

太阴病，亡津血也，四逆加人参汤主之。

386. 霍乱，头痛、发热、身疼痛、热多欲饮水者，五苓散主之。寒多不用水者，理中丸主之。

【理中丸】

人参、干姜、甘草(炙)、白术各三两。

上四味，捣筛，蜜和为丸，如鸡子黄许大，以沸汤数合，和一丸，研碎，温服之，日三服,夜二服。腹中未热,益至三四丸,然不及汤。汤法:以四物依两数切,用水八升,煮取三升,去滓,温服一升,日三服。若脐上筑者,肾气动也,术去加桂四两;吐多者,去术加生姜三两;下多者,还用术;悸者,加茯苓二两;渴欲得水者,加术,足前成四两半;腹中痛者,加人参,足前成四两半;寒者,加干姜,足前成四两半;腹满者,去术,加附子一枚。服汤后,如食顷,饮热粥一升许,微自温,勿发揭衣被。

[霍乱]

发热,头痛、身疼痛;呕吐而利,热多而欲饮水,

太阳病+太阴病(水饮), 五苓散 主之;

寒多不用水,

太阳病+太阴病,舍表救里, 理中丸 (或以 理中汤 更当)主之。

387. 吐利止而身痛不休者,当消息和解其外,宜桂枝汤小和之。

[霍乱,吐利止]

身痛不休,

太阳病,当消息和解其外,宜 桂枝汤 小和之。

388. 吐利、汗出、发热恶寒、四肢拘急、手足厥冷者,四逆汤主之。

发热,恶寒,汗出,吐、利,四肢拘急,手足厥冷,

霍乱, 太阳病+太阴病,舍表救里, 四逆汤 主之。

389. 既吐且利、小便复利、而大汗出、下利清谷、内寒外热、脉微欲绝者,四逆汤主之。

脉微欲绝,身微热,下利清谷,大汗出、吐、利、小便利,

霍乱,内寒外热, 太阳病+太阴病,舍表救里, 通脉四逆汤 主之。

390. 吐已下断、汗出而厥、四肢拘急不解、脉微欲绝者,通脉四逆加猪胆汁汤主之。

【通脉四逆加猪胆汁汤】

甘草(炙)二两,干姜三两(强人可四两),猪胆汁半合,附子(生,去皮,破八片)大者一枚。

上四味,用水三升,煮取一升三合,去滓,内胆汁,分温再服,其脉即来,无猪胆,以羊胆代之。

[此承 389 条服四逆汤后,吐已、下断/吐下皆止]

脉微欲绝,汗出,厥,四肢拘急不解,

太阴病 , 通脉四逆加猪胆汁汤 主之。

391. **吐利发汗、脉平、小烦者,以新虚不胜谷气故也**。(胡希恕认为发汗当是发热之误)

吐、利,发热,小烦,但脉平。

霍乱伤胃气,此以新虚不胜谷气故也。损谷则愈。

第十节　辨阴阳易差后劳复病脉证并治

（起 392 条迄 398 条）

392. 伤寒阴阳易之为病，其人身体重、少气、少腹里急、或引阴中拘挛、热上冲胸、头重不欲举、眼中生花、膝胫拘急者，烧裈散主之。

> **【烧裈散】**
>
> 妇人中裈近隐处，取烧作灰。
>
> 上一味，水服方寸匕，日三服，小便即利，阴头微肿，此为愈矣。妇人病，取男子裈烧服。

　　身体重、少气；少腹里急、或引阴中拘挛、热上冲胸、头重不欲举、眼中生花、膝胫拘急，

　　| 太阴病+阴阳易病 |，| 烧裈散 | 主之。

393. 大病差后，劳复者，枳实栀子豉汤主之。若有宿食者，内大黄如博棋子五六枚，服之愈。

> **【枳实栀子豉汤】**
>
> 枳实三枚(炙)，栀子十四个(擘)，香豉一升(绵裹)
>
> 上三味，以清浆水七升，空煮取四升，内枳实、栀子，煮取二升，下豉，更煮五六沸，去滓，温分再服，覆令微似汗。

[大病差后，劳复/由劳而复]

　　心烦闷，腹胀满，

　　| 阳明病 |，| 枳实栀子豉汤 | 主之；

有宿食,大便不通者,

[阳明病], [枳实栀子豉加大黄汤] 主之。

394. **伤寒差以后,更发热,小柴胡汤主之。脉浮者,以汗解之;脉沉实者,**

　　　以下解之。

[太阳病伤寒,差以后]

发热,无明显表里虚实之证,

[少阳病], [小柴胡汤] 主之;

脉浮,

[太阳病],以汗解之;

脉沉实,

[阳明病],恐有食复,以下解之。多用 [大柴胡汤],而不用承气汤类。

395. **大病差后,从腰以下有水气者,牡蛎泽泻散主之。**

> **【牡蛎泽泻散】**
>
> 牡蛎(熬)、泽泻、蜀漆(暖水洗去腥)、葶苈子(熬)、商陆根(熬)、海藻(洗去咸)、栝
> 蒌根各等分。
>
> 上七味,异捣,下筛为散,更于臼中治之,白饮和服方寸匕,日三服。小便利,止后
> 服。

[大病差后]

从腰以下有水气,

腰以上肿可发汗,腰以下肿利小便。[阳明病+水饮], [牡蛎泽泻散] 主
之。(蜀漆、商陆根均有毒性,莫如换为五苓散、防己茯苓汤为当)

396. **大病差后,喜唾,久不了了,胸上有寒,当以丸药温之,宜理中丸。**

[大病差后]

喜唾,久不了了,腹痛、下利,

胸上有寒,胃虚饮停,当以丸药温之,[太阴病+饮],宜 [理中丸]。

397. **伤寒解后,虚羸少气,气逆欲吐,竹叶石膏汤主之。**

> **【竹叶石膏汤】**
>
> 竹叶二把,石膏一斤,半夏(洗)半升,麦门冬(去心)一升,人参二两,甘草(炙)二两,粳米半升。
>
> 上七味,以水一斗,煮取六升,去滓,内粳米,煮米熟汤成,去米,温服一升,日三服。

[太阳病伤寒,解后]

虚赢少气,气逆欲吐,

太阳病+阳明病 ,胃虚有热, 竹叶石膏汤 主之。

398. 病人脉已解,而日暮微烦,以病新差,人强与谷,脾胃气尚弱,不能消谷,故令微烦,损谷则愈。

脉如常,日暮微烦,

以病新差,脾胃气尚弱,人强与谷,不能消谷,故令微烦,损谷则愈。